Kohlhammer
Taschenbücher
Biblische
Konfrontationen

Band 1001

Otto Kaiser
Eduard Lohse

Tod und Leben

Verlag W. Kohlhammer
Stuttgart Berlin Köln Mainz

CIP-Kurztitelaufnahme der Deutschen Bibliothek

Kaiser, Otto
Tod und Leben / Otto Kaiser; Eduard Lohse. –
Stuttgart, Berlin, Köln, Mainz: Kohlhammer, 1977.
(Kohlhammer-Taschenbücher; Bd. 1001: Bibl. Konfrontationen)
ISBN 3-17-002010-2
NE: Lohse, Eduard:

Stuttgart Berlin Köln Mainz
Verlagsort: Stuttgart
Umschlag: hace
Gesamtherstellung: W. Kohlhammer GmbH
Grafischer Großbetrieb Stuttgart
Printed in Germany

Inhalt

Tod und Leben

»Heute fragt Ursel, unsere Sechsjährige« – so berichtet Max Frisch in seinem Tagebuch –, »mitten aus dem Spiel heraus, ob ich gern sterbe. ›Alle Leute müssen sterben‹, sage ich hinter meiner Zeitung: ›Aber gern stirbt niemand.‹ Sie besinnt sich. ›Ich sterbe gerne!‹ – ›Jetzt?‹ sage ich: ›Wirklich?‹ – ›Jetzt nicht, nein, jetzt nicht.‹ – Ich lasse die Zeitung etwas sinken, um sie zu sehen, sie sitzt am Tisch, mischt Wasserfarben. ›Aber später‹, sagt sie und malt mit stiller Lust ›später sterbe ich gerne!‹« *

Wer würde auf die Frage, ob er gern sterbe, wohl antworten, er sei jetzt dazu bereit? Der Tod ist der letzte Feind, sagt der Apostel Paulus, 1 Kor 15,26. Aber er fügt hinzu, dieser Feind sei entmachtet, überwunden durch die Auferstehung Jesu Christi von den Toten. Deshalb kann er erklären, er sehne sich danach, aus der Welt zu scheiden und bei Christus zu sein, Phil 1,23. Das aber heißt nicht weniger, als daß er gern zu sterben bereit sei. Er ist jedoch nicht minder bereit, dem ihm gestellten Auftrag weiter zu dienen, ebd. Wie kommt es dazu, daß Tod und Leben so beurteilt werden? Von welchen Voraussetzungen her wird gedacht? Wie haben sich die Menschen des Alten Testaments mit der Frage nach dem Rätsel des Todes und dem Sinn des Lebens auseinandergesetzt? Auf welche Weise haben sie mit dem Problem der Gerechtigkeit Gottes gerungen und angesichts des Todes die Hoffnung nicht fahren lassen? Wodurch wird die Erwartung der Auferstehung der Toten begründet? Und welche Überlegungen bestimmen das Verständnis von Tod und Leben, das die ersten Christen durch die Sicht ihres Glaubens gewannen? Sorgfältige Befragung der biblischen Schriften soll Antwort geben und zeigen, daß ihre Aussagen sich mit Grundfragen menschlichen Lebens auseinandersetzen, vor denen verantwortungsvoll denkende und handelnde Menschen heute wie damals stehen.

* M. Frisch, Tagebuch 1946–1949, Frankfurt/M. 1958, S. 349f.

A. Tod, Auferstehung und Unsterblichkeit im Alten Testament und im frühen Judentum – in religionsgeschichtlichem Zusammenhang bedacht

Für C. Dieter Hinnenberg

1. Die Unsterblichkeitshoffnung der Weisheit Salomos und die Möglichkeiten einer Besinnung auf ihre Geschichte

»Der Gerechten Seelen sind in Gottes Hand, und keine Qual rühret sie an.«
Weisheit Salomos 3,1

In einer schweren Krise der jüdischen Gemeinde im Alexandrien der Mitte des 1. vorchristlichen Jahrhunderts setzte sich ein uns dem Namen nach unbekannter Lehrer für die Reinheit des jüdischen Glaubens und Lebens ein, indem er den Gerechten ein ewiges Leben und den Gottlosen die Qual verhieß. Seine geistige Hinterlassenschaft ist uns in der griechischen Bibel als »Weisheit Salomos« überliefert und in den evangelischen Übersetzungen unter die Apokryphen eingeordnet[1]. In einem in seiner dichterischen Kraft meisterhaften Gedicht schildert er die innere Einstellung der Menschen, die mit ihrer religiösen auch jede ethische Bindung verloren haben und keine andere Maxime ihres Handelns mehr anerkennen, als sich mit allen ihnen zur Verfügung stehenden Mitteln den größtmöglichen Lebensgenuß zu verschaffen. Dabei kennen sie keinerlei Rücksichten auf die sozial Schwächeren, die Armen, Witwen und Alten.

»Unsre Macht«, läßt er sie sagen,
»sei das Gesetz der Gerechtigkeit;
denn die Schwachheit erweist sich als unbrauchbar!«
Weish 2,11

Es versteht sich von selbst, daß die Frommen, die treu am Gesetz der Väter festhielten, ihnen schon durch ihr bloßes Dasein als eine Herausforderung erscheinen und zu Verfolgungen Anlaß geben mußten, weil sie ihnen gleichsam als ihr verkörpertes schlechtes Gewissen begegneten, vgl. 2,12ff. Das Bekenntnis dieser abtrünnigen Juden ist letztlich eine erschütternde Klage über die Vergänglichkeit und Nichtigkeit des menschlichen Lebens:

»Kurz und armselig ist unser Leben,
und am Ende gibt es für den Menschen keine Medizin;
auch ist kein Befreier aus dem Hades bekannt;
denn wir sind zufällig entstanden,

und darnach werden wir sein, als hätten wir nie gelebt.
Denn Rauch ist der Hauch in unsrer Nase
und das Denken ein Funke beim Schlag unsres Herzens.
Erlischt er, wird zu Asche der Leib,
während der Odem wie bloße Luft verweht.
Auch unser Name wird mit der Zeit vergessen,
und niemand wird sich unserer Taten erinnern;
so vergeht unser Leben spurlos wie eine Wolke
und löst sich wie der Nebel auf,
den die Strahlen der Sonne verfolgen
und ihre Hitze niederschlägt.
Nur eines Schattens Auftritt ist unsere Zeit,
und unwiderruflich ist unser Ende;
ist es besiegelt, kehrt keiner zurück!« 2,1–5

In den Augen des Lehrers sind sie nur dadurch zu diesen nihilistischen Konsequenzen gekommen, weil sie durch ihre Bosheit verblendet die Geheimnisse Gottes nicht erkannt haben, 2,21f. Die Wahrheit über den Menschen lautet nach seiner Überzeugung ganz anders. Es sieht ja nur so aus, als sei Gott abgetreten und kümmere sich nicht um die damit ihrem Gutdünken überlassenen Menschen, als gäbe es weder Lohn noch Strafe. Wenigstens den Anfang seiner Widerlegung erkennen wir dank der Aufnahme in das »Deutsche Requiem« von Johannes Brahms als einen guten Bekannten wieder:

»Der Gerechten Seelen sind in Gottes Hand,
und keine Qual rühret sie an.
Sie scheinen in den Augen der Toren tot zu sein;
ihr Abtreten wird als ein Scheitern gewertet
und ihr Aufbruch von uns als ein Untergang;
aber sie sind im Frieden.
Wenn sie auch in den Augen der Menschen bestraft worden sind,
ist ihre Hoffnung der Unsterblichkeit voll.« 3,1–4

Diese Hoffnung gründete der Lehrer auf eine kühn die Folgerung aus biblischen Sätzen ziehende Auslegung. Auf der ersten Seite des Gesetzes des Mose heißt es, daß Gott den Menschen nach seinem Bilde schuf, Gen 1,26f. Ist Gott selbst der unvergängliche, Ps 90,2, so muß also in der Konsequenz der nach dem Bilde Gottes geschaffene Mensch eigentlich selbst für die Unvergänglichkeit bestimmt und der Tod durch eine Störung des ursprünglichen Willens des Schöpfers, durch die List und den Neid des Satans in die Welt gekommen sein, ohne daß damit dem Menschen die Hoffnung für immer genommen ist, vgl. Weish 1,13ff. mit 2,21ff. Daß der Fall des Urmenschenpaares nicht von einer bloßen Schlange angestiftet sein konnte, mußte bei seiner folgenschweren Bedeutung auf der Hand liegen. Da mußte ein Höherer seine Hand mit im Spiel gehabt haben, ein gefallener Engel, der dem Menschen seine Gottebenbildlichkeit neidete und eben deshalb aus der Gemeinschaft der Engel verstoßen wurde und sich nun der Schlange bediente, um sich zu rächen, wie es uns eine wohl ebenfalls noch vorchristlich-jüdische Schrift, das Leben Adams und Evas berichtet[2]. – Auch die übrigen Bausteine seiner Glaubensgedanken lassen sich mit an Wahrscheinlichkeit grenzender Sicherheit ermitteln. Die seine Gemeinde erschütternde Grundfrage bestand offenbar in dem Problem, was von Gottes über dem Gesetzesgehorsam stehenden Segensverheißungen und was von seinen über dem Ungehorsam stehenden Fluchandrohungen zu halten sei, wenn sich ein Zusammenhang zwischen Gehorsam und langem Leben und Abfall und frühem Tod nicht verifizieren läßt. Diese Frage hat das Judentum in den Jahrhunderten nach der babylonischen Gefangenschaft notwendig und nachhaltig beschäftigt. Und wir werden sehen, wie man in der Hiobdichtung, dem Buch des Kohelet oder Predigers Salomo und der Spruchweisheit des Jesus Sirach ganz andere Antworten zu geben versucht hat, als wie sie hier von dem alexandrinischen Lehrer bevorzugt werden[3]. Wenn das Gesetz von Gott gegeben war, wie es die Schrift bezeugte und wie es die Grundlage der weltweiten jüdischen Glaubensgemeinschaft ausmachte, dann konnte, solange der Glaube an die Offenbarung des Gotteswillens in dem Gesetz und der Glaube an die Erwählung Israels vor allen Völkern durch eben diesen Gott, den Schöpfer des Himmels und der Erde, unerschüttert war, die Antwort auf den vorzeitigen Tod des gesetzestreuen Gerechten und das lange und bessere Leben des Gesetzesverächters nur in einer Entscheidung über beider Los nach dem Tode gesucht werden. Und wenn die jüdische Gemeinde, das Israel Gottes, in einer götzendienerischen Welt zu einem Spielball der Großmächte geworden war, dann durfte sie mit den Psalmen und Prophetenbüchern darauf hoffen, daß Gott sich eines Tages, an seinem Tage, in der Verherrlichung Israels vor allen Völkern als der Herr erweisen und damit dieser wirren und in ihrem Verlauf widersinnigen Geschichte ein Ende setzen werde. Denn so las man es ja im Buch des Propheten Jesaja:

»Denn so spricht Jahwe, der Schöpfer des Himmels, –
Er der Gott,
der die Erde gebildet und der sie gemacht, –
Er hat sie gegründet!
Nicht zur Öde schuf er sie, zum Wohnen hat er sie gebildet:
Ich bin Jahwe und sonst gibt es keinen!
Nicht im Verborgenen habe ich geredet, am Ort eines finsteren Landes,
Nicht zum Samen Jakobs gesagt: Im Öden sollt ihr mich suchen!
Ich Jahwe rede Zuverlässiges, tue Redliches kund.
Versammelt euch und kommt, tretet herzu zumal, ihr Entronnenen der Völker!
...
Wendet euch zu mir und laß euch retten, alle Enden der Erde;
denn ich bin Gott und sonst gibt es keinen!
Bei mir schwöre ich! Aus meinem Mund kommt Wahrheit,
ein Wort, das nicht zurückkehrt:
Fürwahr mir soll sich beugen jedes Knie, soll schwören jede Zunge:
Nur bei Jahwe gibt es für mich, wird man sagen, Sieg und Macht!
Zu ihm werden kommen und sich schämen, alle, die wider ihn entbrannten.
Durch Jahwe wird sein Recht behalten und sich rühmen aller Same Israels.«
Jes 45,18–25

Gottes Verherrlichung vor den Völkern und Gottes Gerechtigkeitserweise sollten also zugleich geschehen. Und so durfte man sein Gericht über die Völker, seine Verherrlichung am Zion und seinem ganzen Volke und sein Gericht an den Toten zugleich erwarten. Und bis zu diesem Tage blieben die gerechten Seelen in Gottes Hand und Schutz, in der Ruhe! So waren die Anfechtungen seiner Schüler und seiner Gemeinde lösbar:

»Wenn aber ein Gerechter vorzeitig stirbt, wird er in Ruhe sein;
denn ein ehrenwertes Alter ist nicht das hochbetagte,
es wird doch nicht nach der Zahl der Jahre bewertet.
Als graues Haar (gelte) den Menschen Einsicht
und als Greisenalter ein unbeflecktes Leben.« Weish 4,7–9

Mose hatte, als er das Gesetz im Lande Moab wiederholte, den Vätern feierlich erklärt: »Ich rufe heute den Himmel und die Erde wider euch als Zeugen an: Leben und Tod habe ich dir vorgelegt, Segen und Fluch, damit du das Leben wählst, damit du am Leben bleibst und dein Same, indem du Jahwe, deinen Gott, liebst, auf seine Stimme hörst und ihm anhängst; denn davon hängt dein Leben und die Länge deiner Tage ab...«, Dtn 30,19f. Gibt es ein Leben und ein Gericht nach dem Tode, so standen diese Worte unerschüttert und unerschütterlich in Geltung. Wenn die Abtrünnigen voller Angst bei der Zusammenrechnung ihrer Sünden erscheinen und erschrocken ihren Irrtum bei der Beurteilung des vorzeitig verstorbenen Gerechten und zugleich die Eitelkeit ihres ganzen Treibens und Lebens erkennen, vgl. Weish 4,20–5,14, erfüllen sich an den Gerechten alle Verheißungen:

»Aber die Gerechten werden in Ewigkeit leben;
sie werden durch den Herrn belohnt
und die Sorge für sie wird bei dem Höchsten liegen.« 5,15

Ein Leben der Bewährung, ein Zwischenzustand in tiefem, von Gott behütetem Schlaf, ein neues, ewiges Leben: Wer diese Deutung des Geheimnisses der menschlichen und in Sonderheit der gläubigen Existenz annahm, war den Anfechtungen enthoben, die sich aus der Spannung zwischen den Verheißungen der Schrift und dem Alltag einer jüdischen Existenz in einer scheinbar übermächtigen heidnischen Welt, aber nicht nur dort, ergaben oder doch ergeben konnten. Wahrscheinlich ist die Lösung des Theodizeeproblems, die Lösung der schmerzlichen Frage, wie es um die Gerechtigkeit Gottes bestellt ist, wenn auch die Seinen weder dem Leiden noch einem frühen Tod entnommen sind, trotz mancher eigenständiger Gedanken und einer unbestreitbaren dichterischen Gestaltungskraft als ganze nicht das Werk des alexandrinischen Lehrers gewesen. Er hat seine Vorläufer und vermutlich auch seine Vorlagen besessen[4]. Statt dessen liegt sein Verdienst darin, daß er dieser Lösung trotz des in seiner und seiner Gemeinde Situation unvermeidlichen hellenistischen Vokabulars und seiner an griechischer Philosophie und Dichtung geschulten Sprache letztlich eine biblische Begründung gegeben hat[5]. Daher ist seine kleine Schrift im Gegensatz zu mancher thematisch ähnlich gelagerten mit Recht von der Alten Kirche bevorzugt und ihrem eigenen Kanon eingefügt worden. Dank ihrer Zurückhaltung im Blick auf die Vorstellungen vom Zustande nach dem Tode und von der schließlichen Erweckung zum ewigen Leben und ihrer paränetischen, die Lauen ermahnenden und die Angefochtenen tröstenden Absicht läßt sie deutlicher als die vergleichbaren jüdischen Schriften erkennen, daß es sich bei der jüdischen Auferstehungshoffnung nicht um das Ergebnis eines bloßen Wunschdenkens oder einer existenzfremden Spekulation, sondern um die Antwort auf eine Frage handelt, die dem Menschen durch das Geheimnis seiner Existenz selbst gestellt ist.

Die Tatsache, daß der Mensch sich als denkendes und um seinen Tod wissendes Wesen in einer Sonderstellung in dieser Welt erkennt, zwingt ihn darnach zu fragen, was ihm als dem um seinen Tod wissenden Wesen eigentlich abverlangt ist. Die Tatsache, daß sich der Mensch zum Tun des Guten um des Guten willen verpflichtet erfährt; daß er aufgerufen ist, unter Umständen um der Wahrheit seiner selbst und der Wahrheit und Würde des Nächsten willen sein Leben dahinzugeben, ohne davon einen anderen Vorteil als die Übereinstimmung mit sich selbst zu erfahren, verweist ihn auf einen Grund und eine Gründung seiner selbst, die den Tod entmachtet. In diesem Sinne geht von jedem, der seinen Tod in Würde annimmt, eine Erschütterung auf seine Umwelt aus, die sie zwingt, der Frage nach ihrem eigenen Tode stand zu halten. Wenn der Mensch in der Annahme seines Todes die Unausweichlichkeit des Anspruchs seines geheimnisvollen Existenzgrundes als Friede und Hoffnung erfährt, ist zugleich deutlich, daß es sich bei ihr dank ihres Ursprungs nur um eine reine Hoffnung handeln kann, die alle Versuche, sie endgültig in Vorstellungen zu fassen, übersteigt[6]. Mit diesem ihrem Ursprung hängt es auch zusammen, daß sich die Frage nach der Unsterblichkeit der Seele theoretisch niemals völlig befriedigend und endgültig lösen läßt. In der Distanz des Abwägens läßt sich gegen die Unsterblichkeitshoffnung, ihre vorstellungsmäßigen Ausformungen und ihre Beweise am Ende immer einwenden, was Kebes seinem Mentor Sokrates im Phaidon alsbald entgegenhält: »O Sokrates, das andere dünkt mich alles gar schön gesagt: nur das von wegen der Seele findet großen Unglauben bei den Menschen, ob sie nicht, wenn sie vom Leibe getrennt ist, nirgend mehr ist, sondern an jenem Tage umkommt und untergeht, an welchem der Mensch stirbt, und sobald sie von dem Leibe sich trennt und ausfährt wie ein Hauch oder Rauch, auch zerstoben ist und verflogen, und nirgends mehr ist«[7]. Platon läßt den verehrten Lehrer anschließend zu seinem berühmten Beweis ansetzen, daß alles menschliche Lernen in

Wahrheit ein Akt des Erinnerns ist und also das alte Wort seinen Grund besitzt, daß die Seelen, »wie sie von hier dorthin gekommen sind, sie auch wieder hierher zurückkehren und wieder geboren werden aus den Toten«[8]. Gegen Ende des Dialoges, der mit dem Bericht von dem Tode des Sokrates schließt und als ganzer den letzten Tag des Weisen ausfüllt, wird Platon seinen Sokrates eine Mythe vom Schicksal der Seele nach dem Tode erzählen lassen, als einen Ansporn, um in diesem Leben sittliche Vollkommenheit und Einsicht zu gewinnen: »Denn schön ist der Preis und die Hoffnung groß«[9]. Und der Leser wird dabei nicht vergessen, daß hier ein zu Unrecht zum Tode Verurteilter angesichts des unmittelbar bevorstehenden Todes spricht, der gleiche Mann, der anderswo seine Schüler lehrte, daß das Unrechttun schlimmer als das Unrechtleiden ist[10].

Platon hat bekanntlich noch einen weiteren Beweis für die Unsterblichkeit der Seele gegeben, dem größerer Einfluß auf das Glauben und Denken der Nachwelt als dem unauflöslich mit seiner Ideenlehre verbundenen vom Lernen als einem Erinnern beschieden war. Nach ihm ist, was sich selbst bewegt, ungeworden und unvergänglich. Da sich der beseelte Leib im Gegensatz zu einem allein durch äußere Impulse bewegten unbeseelten Körper von selbst bewegt, ist die Seele als das sich selbst Bewegende unsterblich[11]. – Man hat gesagt, daß diese Beweise ähnlich wie die Gottesbeweise das, was sie beweisen wollen, notwendig bereits voraussetzen. Sie versuchen also letztlich allein das in das Bewußtsein zu heben, was der Mensch als Geheimnis seiner Existenz und seines Existenzgrundes eigentlich immer schon weiß[12]. So muß, wer von ihnen überzeugt werden soll, die Anwesenheit Gottes und seine eigene Ewigkeit schon in der Annahme seiner Endlichkeit oder gar in einer sittlichen, ihn auf Leben oder Tod fordernden Entscheidung, die er um nichts als ihrer selbst willen vollzogen hat, erfahren haben[13]. Für die anderen sind sie ein Hinweis auf eine Wirklichkeit, die sich ihnen erschließen will, wenn sie sich aus der Selbstvergessenheit eines sich in Illusionen flüchtenden Daseins befreien lassen, so daß sie in der Übernahme der Eigentlichkeit ihres dem Tode verfallenen Daseins zugleich ihrer ewigen Geborgenheit gewiß werden.

Wenn wir uns im Folgenden auf den Weg der Geschichte des alttestamentlich-jüdischen Totenglaubens begeben, hat das seinen ersten Anlaß darin, daß wir als Kinder eines historisch geschulten, um den Unterschied der Selbstauslegung menschlichen Daseins im Verlauf der Geschichte wissenden Zeitalters wohl auch beim Lesen in der Bibel der Tatsache inne werden, daß sich die alttestamentlichen Aussagen über den Tod nicht nur im Sinne des eingangs gehörten alexandrinischen Lehrers der Weisheit Salomos und im Sinne der neutestamentlichen, die weitere kirchliche Traditionsbildung beeinflussenden christologischen, das Geheimnis selbst der Auferstehung Jesu Christi in den alttestamentlichen Texten findenden Deutung im Sinne einer fundamentalen Auslegung lesen lassen, sondern beiden mindestens weithin direkt entgegenstehen. Wie der biblische Glaube als ganzer besitzt auch seine Hoffnung eine Geschichte, der nachgehend sich heutiger Glaube zu seiner Sache rufen lassen darf. Wer sich mit ihr beschäftigt, muß sich wohl der Frage stellen, ob in dieser Geschichte ein Sinn der Art waltet, daß der Glaube in ihr zu einem vertieften Verständnis seiner selbst geführt worden oder in ihr schließlich einem Illusionismus verfallen ist. Was sich im Verfolg dieses Ganges an Ausblicken auf Riten und Glaubensgedanken anderer Religionen und Kulturen ergibt, mag über die weithin bei unserem heutigen Kenntnisstand kaum mit Sicherheit zu beantwortende Frage nach konkreten Beziehungen und Abhängigkeiten hinaus Anlaß sich darüber zu besinnen sein, ob es einen consensus gentium, eine Übereinstimmung der Völker, in dem Glauben der Alten an ein Leben nach dem Tode gegeben hat, wie sie ihn mindestens in der allen Menschen eigentümlichen Beunruhigung durch die Frage, was nach dem Tode sein werde, zu erkennen meinten[14].

2. *Der Tod als Schicksal*

> »Laß mich einsehn, Jahwe, mein Ende,
> was da sei das Maß meiner Tage,
> daß ich seh, wie ich endlich bin!«
> Psalm 39,5

Für den historischen Rückblick legt uns die These des alexandrinischen Lehrers, in der Gottebenbildlichkeit des Menschen sei seine Gottes Ewigkeit entsprechende Bestimmung zur Unvergänglichkeit enthalten, Weis 2,23, die Rückfrage nahe, ob der Mensch nach der Meinung des biblischen Schöpfungsberichts von Gen 1,1ff. bzw. der Paradies- und Sündenfallgeschichte von Gen 2,4ff. sterblich oder unsterblich geschaffen worden ist. Daß der heute die ganze Bibel einleitende Schöp-

fungsbericht die Gottebenbildlichkeit unbeschadet der ihm mindest primär innewohnenden Realistik als eine Bestimmung des Menschen, Stellvertreter Gottes auf dieser Erde zu sein, versteht, dürfte heute unbestritten sein. Diese Bestimmung findet im Text in der Aufgabe, über die Tiere der Erde zu herrschen, ihren konkreten Ausdruck, Gen 1,26f.[15]. Die Frage seiner Sterblichkeit wird dabei nicht ausdrücklich bedacht. Das zur gleichen priesterlichen Schicht gehörende Geschlechtsregister der Urväter vor der Flut in Gen 5 gibt jedoch keinen Hinweis darauf, daß die Menschen ursprünglich unsterblich geschaffen wurden. Es wird jedoch unterstellt, daß die Menschen der nach der Flut einsetzenden geschichtlichen Zeit nur noch einen Bruchteil des Alters erreichen, das Adam mit 930 und Metuschelach/Methusalem mit 969 Jahren beschieden war. Als eigentlich dem Menschen bestimmte Lebenszeit darf man daher nach der Ansicht des Priesters wohl 1000 Jahre ansetzen[16].
Problematischer wird die Sache, wenn wir uns der folgenden Paradies- und Sündenfallgeschichte zuwenden. Nachdem sich der Mann und die Frau durch das Essen der Frucht von dem ihnen verbotenen Baum der Erkenntnis des Guten und Bösen des Todes schuldig gemacht haben, vgl. 2,16f., verflucht Gott die anstiftende Schlange, 3,14f., um dann seine Schicksalsworte über das künftige Frauen- und Männerlos zu sprechen, 3,16–19. Dabei mündet das Schicksalswort über den Mann in das bekannte »bis daß du zum Erdboden zurückkehrst; denn von ihm bist du genommen; denn Staub bist du und zum Staube sollst du zurückkehren« ein[17]. Daß der Mensch aus dem Staub, aus der losen Krume des Ackerbodens, geschaffen worden ist, war in 2,7 diesem Ausgang vorgreifend erzählt worden. Die nun an das Schicksalswort über den Mann zu stellende Frage lautet, ob es sich bei ihm nur um eine Enthüllung der wesensmäßig zum Menschen gehörenden Sterblichkeit oder eine erst jetzt erfolgende Festsetzung seines Todesloses handelt. In der zweiten Richtung könnte man von dem Schicksalswort über die Frau und dem Fluch über die Schlange her zu argumentieren versucht sein: In beiden Fällen wird den Angeredeten eine neue, tief in den leiblichen Bereich eingreifende Existenzweise verordnet. Aber man muß sich doch noch ein zweites und in diesem Zusammenhang keineswegs letztes Mal an die Gartenordnung von 2,16f. erinnern: Sie stellt für den Fall der Übertretung die Todesstrafe in Aussicht[18]. Es kann also keine Rede davon sein, daß der Mensch nach der Meinung des Erzählers unsterblich geschaffen wurde und seine entsprechende Qualität

durch den Fall verloren hätte. Und doch wird man sagen können, daß der Ausblick auf den Tod für den noch in seiner Unschuld und Unwissenheit befangenen Menschen vor dem Fall gleichsam durch die Gegenwart Gottes verdeckt war[19]. Oder um es anders auszudrücken: Durch die Sünde hat der Tod seinen Schrecken bekommen.

Wäre in der Erzählung nicht ausdrücklich in Gen 2,9 und 3,22 von dem Baum des Lebens die Rede, wäre wohl kein Mensch auf den Gedanken gekommen, das Problem der Unsterblichkeit an sie heranzutragen. Daß die Notizen über den Lebensbaum in welchem Bearbeitungszusammenhang auch immer erst nachträglich mit der Erzählung vom Baum der Erkenntnis verbunden worden sind, läßt sich über jeden Zweifel erhaben an dem jetzt vorliegenden Erzählungszusammenhang aufzeigen: In 3,3 spricht die Frau gegenüber der Schlange ganz neutral von dem verbotenen als dem Baum inmitten des Gartens. Die Pointe des Dialoges zwischen den beiden besteht ja gerade darin, daß die Schlange der Frau das Geheimnis des Baumes enthüllt. Sie hat keine Ahnung davon, daß es sich um den Baum der Erkenntnis handelt. Und die gleiche Unkenntnis müssen wir bei ihrem Manne voraussetzen. In der Gartenordnung 2,16f. ist jedoch bereits vom Baum der Erkenntnis die Rede. Und dazu wird nicht einmal gesagt, daß es sich bei ihm um den Baum in der Mitte des Gartens handelt. Die Logik des Erzählungszusammenhanges macht es erforderlich, daß der Baum in 2,17 nicht anders als in 3,3 eben als der Baum inmitten des Gartens bezeichnet wird. Sehen wir uns von diesem Ergebnis her den Vers an, in dem die beiden Bäume erstmals erwähnt werden, 2,9, fällt uns auf, wie sehr hier die Erwähnung des Erkenntnisbaumes nachklappt. In Wahrheit dürfte hier jedoch ursprünglich wiederum nur von dem »inmitten des Gartens« gepflanzten »Baum der Erkenntnis des Guten und Bösen« die Rede gewesen sein. – Wir können uns die Sache weiterhin erleichtern, indem wir lediglich feststellen, daß 3,22 und der größte Teil von 3,24 zu der »Lebensbaumschicht« gehört[20]. Natürlich stellt sich damit erst recht die Frage, welche Intention bei der Verbindung des Lebensbaummotivs mit der Erzählung vom Sündenfall waltete. Wir brauchen 3,22 mit seinem »Und Jahwe Gott sprach: Da ist der Mensch nun wie einer von uns geworden, Gutes und Böses wissend. Nun aber, daß er seine Hand nicht ausstrecke und auch von dem Baum des Lebens nimmt und ißt und ewig lebt –!«, anzusehen, um sofort zu erkennen: Auch für diesen Erzähler ist der Mensch keineswegs unsterblich geschaffen worden. Wäre der Mensch, so lautet die im Hintergrund stehende Überzeugung, unsterblich, so bedürfte er Gottes nicht, wäre er tatsächlich gottgleich. Man muß festhalten, an welchem Punkt der Gesamterzählung das Lebensbaummotiv zum Tragen kommt: Erst im Blick auf den gefallenen Menschen spielt es in ihr eine Rolle. Oder anders und unter Aufgabe des mythischen Symbols ausgedrückt: Unsterblichkeit tritt erst in das Gesichtsfeld des gefallenen, von Gott getrennten Menschen. Aber er kann die ihm gesteckte Todesgrenze nicht überschreiten. Er ist sterblich[21].

Das alte Motiv vom Götterneid klingt in Gen 3,22 gerade noch an. Unverhüllter begegnet es in dem babylonischen Adapa-Mythos: Nach ihm wurde der von Ea, dem Gott des Wassers und der Weisheit geschaffene und mit Weisheit ausgerüstete Adapa vor den Himmelsgott Anu zitiert, weil er dem Südwind die Flügel zerbrochen hatte. Ehe sich Adapa auf den Weg zu Anu machte, gab ihm Ea den Rat, keine der ihm im Himmel vorgesetzten Speisen anzurühren, da es sich bei ihnen um Brot und Wasser des Todes handle. So lehnte Adapa die ihm auf Anus großmütiges Geheiß angebotene Bewirtung mit dem Brot und dem Wasser des Lebens ab und mußte sterblich auf die Erde zurückkehren[22]. – Das Verhalten des Gottes Ea wird in den erhaltenen Teilen des Epos nicht begründet. Man darf aber sicher den Rückschluß ziehen, daß der Schöpfer des Menschen seinem Geschöpf mit der Unsterblichkeit die volle Ebenbürtigkeit vorenthalten wollte. So ist das Mythologem vom Götterneid letztlich Ausdruck des doppelten Wissens, daß der Mensch als vernünftiges Wesen gottähnlich und als sterbliches Wesen doch von den Göttern geschieden ist, deren Unsterblichkeit in Analogie zur Abhängigkeit menschlichen Lebens von regelmäßiger Nahrungsaufnahme als Folge des Genusses einer göttlichen Zaubernahrung gedeutet wird[23].

Einen zentralen Platz nimmt das Thema der Suche nach dem ewigen Leben im babylonischen Gilgamesch-Epos, einer der größten Dichtungen der Weltliteratur, ein. Es läßt uns Zeuge werden, wie sich die Suche Gilgameschs, des jungen Königs von Uruk, nach ewigem Ruhm angesichts des Todes seines Freundes Enkidu in die Suche nach ewigem Leben verwandelt[24]. Als der Gefährte vor dem Zug gegen den gewaltigen, im Zedernwald hausenden Chuwawa zurückschreckte, hatte sich Gilgamesch stolz dazu bekannt, sein ohnehin sterbliches Leben um des Ruhmes willen daranzugeben:

»Wer steigt wohl, Freund, (als Mensch) zum Himmel auf?
Bei Schamasch[25] weilen ewig nur die Götter,
Der Menschen Tage (aber) sind gezählt,
Nur eitel Windhauch bleibt, was auch sie tun!
Du (aber) lebst schon hier in Todesangst –
Was ist aus deiner Heldenkraft geworden?
Ich gehe vor dir und du brauchst dann nur
Mir zuzurufen ›Vorwärts! Keine Furcht!‹
Und sterb' ich, schuf ich doch mir einen Namen:
›Gefalln ist Gilgamesch‹, so sagt man dann,
›Im Kampfe mit dem schrecklichen Chuwawa‹!
. . .
(Denn wahrlich), [meine Hand] will ich erheben,
Die Zeder fällen und (auf diese Weise)
Mir einen Namen schaffen, der besteht!«[26]

Aber als Enkidu dann, nachdem sie gemeinsam Chuwawa erschlagen, die Zeder gefällt und selbst den Himmelsstier erlegt hatten, nach schweren Fieberträumen gestorben war, ergriff den Helden panisches Entsetzen, so daß er sich auf den Weg zu seinem von den Göttern nach der Flut entrückten Ahnherrn Utnapischtim machte, um von ihm zu erfahren, wie er Eingang in den Kreis der Götter gefunden und das ewige Leben gewonnen habe. So zeigt sich an ihm, daß zwischen einem theoretischen und einem praktischen Wissen um des Menschen Endlichkeit ein gewaltiger Unterschied besteht. – Als er auf dem Wege zu Utnapischtim zu der Schenkin am Gestade des Meeres gelangt war, jenseits dessen die Todeswasser und wiederum jenseits dessen an der fernen Mündung von Strömen des Ahnherrn ewige Bleibe liegt, klagte er der Fremden sein Leid:

»Mein Freund, den ich von ganzem Herzen liebte,
er, der mit mir durch alle Nöte zog,
(Ja) Enkidu, mein Freund, den ich so liebte,
er, der mit mir durch alle Nöte zog –
Das (bittre) Los der Menschheit nahm ihn weg!
Ich weint' um ihn sechs Tag' und sieben Nächte,
Ich gab nicht zu, daß man zu Grab ihn trüge
Bis daß die Würmer sein Gesicht befielen.
In Todesangst durchirrt' ich dann die Steppe,
des Freundes Los lag schwer auf meinem Herzen.
(Ja) hin und her durchirrte ich die Steppe,
das Schicksal Enkidus lag schwer auf mir.
Wie kann ich schweigen, kann ich stille sein?

Mein Freund, den so ich liebte, ward zu Erde,
zu Erde wurde Enkidu, mein Freund!
Und ich – muß ich gleich ihm mich niederlegen,
daß nie ich wieder mich erheben kann?
O Schenkin, nun, da ich dein Antlitz sah –
Laß nicht mich schaun den Tod, den ich so fürchte!«[27]

Die Antwort der Schenkin ist durch und durch realistisch. Sie findet ihre sachlichen Parallelen von den altägyptischen Harfnerliedern[28] über das alttestamentliche

»Lasset uns essen und trinken,
denn morgen sind wir tot!«

von Jes 22,13 und die verwandten Mahnungen des Kohelet, Prediger Salomo, das flüchtige Leben zu genießen[29], und die griechischen Lyriker[30] bis hin zu den immer neuen Variationen, die Horaz seinem Carpe diem gegeben hat[31]:

»O Gilgamesch, wohin (noch) willst du laufen?
Das Leben, das du suchst, wirst du nicht finden!
(Denn) als die Götter (einst) die Menschen schufen,
Da teilten sie den Tod der Menschheit zu,
Das Leben aber nahmen sie für sich!
Drum fülle dir, o Gilgamesch, den Bauch,
Ergötze dich bei Tage und bei Nacht,
Bereite täglich dir ein Freudenfest
Mit Tanz und Spiel bei Tage und bei Nacht!
Laß deine Kleider (strahlend) sauber sein,
Wasch dir das Haupt und bade dich in Wasser,
Blick' auf das Kind, das an die Hand dich faßt,
Beglückt sei deine Frau an deiner Brust –
Denn solches alles ist der Menschen Lust!«[32]

Sachlich trifft diese Mahnung die Überzeugung des Dichters. Aber Gilgamesch ist noch nicht bereit, sich ihr zu beugen, sondern ertrotzt seine Überfahrt zu Utnapischtim und läßt sich von ihm berichten, wie ihn und seine Frau Enlil[33] selbst am Ende der großen Flut den vergöttlichenden Segen erteilt und an die Mündung der fernen Ströme, das babylonische Elysium, versetzt hat. Nachdem er dem Enkel die menschliche Begrenztheit mittels einer nicht bestandenen Probe, sechs Tage und sieben Nächte lang nicht zu schlafen, drastisch vor Augen geführt hat, gibt er dem Fährmann Urschanabi den Auftrag, Gilgamesch zurückzugeleiten. Als die Ahnfrau, von Mitleid mit dem Enkel erfüllt, eine Belohnung für seine Mühe heischt, vertraut ihm Utnapischtim das Geheimnis des in der Tiefe der See wachsenden Zauberkrautes an, dessen Genuß die Jugend zurückbringt. In der Tat gelingt es dem Helden, das Kraut aus der Tiefe zu bergen; aber als er unterwegs den Reisestaub in einem Teich abwäscht, stiehlt es die Schlange. Noch heute kann man den Erfolg beobachten, wenn sich die Schlange häutend verjüngt! Gilgamesch aber blieb nichts weiter übrig, als in die Heimatstadt Uruk zurückzukehren. Doch offensichtlich ist er nun ein anderer geworden; denn stolz auf sein Werk zeigt er Urschanabi die mächtigen Mauern seiner Stadt. Er hat begriffen, daß es nichts einträgt, wenn sich der Mensch gegen das über ihn verhängte Todesgeschick auflehnt; daher kann er zu den Aufgaben zurückkehren, die ihm das Leben stellt. Die von den Göttern gemachte Ausnahme, die Verleihung des ewigen Lebens an Utnapischtim, läßt sich durch keine menschliche Anstrengung erzwingen. Und so bestätigt sie als die Ausnahme nur die Regel, daß alle Menschen sterben müssen.

So unwillkürlich wir uns bei der Beschreibung des Aufenthaltsortes Utnapischtims des Namens der aus der antiken Literatur bekannten Inseln oder Gefilde der Seligen ›Elysium‹ bedient haben, so berechtigt ist sachlich der Vergleich. Wir brauchen nur zuzuhören, wie der aus den trojanischen Abenteuern glücklich in die Heimat zurückgekehrte blonde Held Menelaos, der Herrscher der Völker, dem nach dem Verbleib des Vaters forschenden Sohn des Odysseus von der ihm durch den Wassergott Proteus erteilten Weissagung über sein eigenes künftiges Geschick berichtet, Odyssee IV, 561ff.:

> »Dir aber sind beschieden, o gottgezeugter Atride,
> Tod und Ende nicht im rossenährenden Argos,
> Sondern es werden die Götter dich nach Elysions Fluren
> Senden zur äußersten Erde, wo Rhadamanthys, der blonde,
> Und wo das Leben selig und leicht den Menschen dahinfließt,
> Wo nicht Regen, noch Schnee, noch je ein heftiger Sturmwind,
> Sondern Okeanos stets des lieblich tönenden Zephyrs
> Wehen aufwärts sendet zu aller Menschen Erquickung.
> Denn du bist Helenas Gatte und so der Eidam Kronions«[34].

So wie Menelaos um seiner Verschwägerung mit dem Göttervater willen in das ferne, anderwärts als selige Inseln bei des Okeanos Strudeln bezeichnete Land[35] versetzt sein sollte, kannte die griechische Sagenüberlieferung auch andere Halbgötter, denen ein gleiches Schicksal zuteil geworden wäre[36]. Auch hier sind es also die Ausnahmen, welche die Regel bestätigen[37].

Und um eine Ausnahme handelt es sich auch, wenn der Priester in der Genesis davon berichtet, daß Henoch, der Urgroßvater des biblischen Sintfluthelden Noah, nach einem in der Gemeinschaft mit Gott geführten Leben von diesem entrückt worden sei. Der Berichterstatter beläßt es bei der einsilbigen Notiz: »Und Henoch wandelte mit Gott und war nicht mehr da, denn Gott hatte ihn entrückt (lāqach)«, Gen 5,24[38]. Noch das später in ein umfassenderes Henochbuch eingegangene »Buch der Wächter«, Hen 1–36, aus dem 3. oder frühen 2. Jahrhundert vor Christus versichert[39], niemand unter den Menschen wisse, wo er verborgen sei, Hen 12,1. Erst das wohl gegen Ende des 2. vorchristlichen Jahrhunderts verfaßte Jubiläenbuch wußte davon zu berichten, daß Henoch in den Garten Eden, d. h. in das Paradies versetzt worden sei, vgl. Jub 4,23 mit Gen 2,8[40]. Als der Vertraute Gottes schlechthin empfahl er sich der Spätzeit als Empfänger geheimer Offenbarungen über die himmlischen und irdischen Geheimnisse des Kosmos, des Kalenders, der Engel und der Geschichte.

Nicht weniger geheimnisvoll geht es bei der Entrückung des Propheten Elia nach 2 Kön 2,11f. vor sich. In der vermutlich ältesten, in V. 11a und 12b überlieferten Fassung trennte ein plötzlich erscheinender feuriger, mit feurigen Rossen bespannter Wagen Elia von seinem Begleiter und Nachfolger Elisa. Darnach war Elia verschwunden, so daß Elisa als Zeichen der Trauer seine Gewänder zerriß. Ein späterer Bearbeiter hat wohl im Sinne des Grundtextes in V.11b nachgetragen, daß der Prophet im Sturm gen Himmel fuhr, vgl. Sir 48,9, und ihm den Klageruf in den Mund gelegt, den König Joasch von Israel an seinem eigenen Krankenlager ausstoßen sollte: »Mein Vater, mein Vater, Streitwagen Israels und seine Gespanne!«, 2 Kön 13,14[41]. Die Annahme, daß der ältere Erzähler aus Ehrfurcht gegenüber der himmlischen Welt Jahwes so zurückhaltend berichtete, liegt auf der Hand; ebenso aber auch die Vermutung, daß es sich bei dem unheimlichen Gefährt um nichts anderes als Jahwes eigenen Streitwagen handelt, seinen von den Keruben, den Wolkenrossen, gezogenen Gewitterwolkenwagen[42].

Fragt man, wohin die Reise ging, wird man an den himmlischen (Wolken)palast Jahwes denken, eine Vorstellung, die Israel gemeinsam mit der von dem Wolkenwagen aus der kanaanäischen Mythologie entlehnt haben dürfte[43]. Bleibt es tunlichst offen, wohin sich der Priester den Urvater entrückt dachte, begegnet uns hier die Vorstellung einer Aufnahme in den Himmel. Das Motiv ist auch in der griechischen Mythologie bekannt. Wie das geläufigste und sofort das ganz andere Lebensgefühl verratende Beispiel Ganymeds zeigt, vgl. Ilias XX, 231ff., handelt es sich dort vornehmlich um die Apotheose des schönen Jünglings[44].

Auf einer ganz anderen Ebene liegen die Elia und Elisa zugeschriebenen Totenerweckungen, da es sich bei ihnen lediglich um eine vorübergehende, aber keine endgültige Befreiung aus der Macht des Todes handelt, vgl. 1 Kön 17,17ff. und 2 Kön 4,8(18)ff.[45]. Bleibt noch die eigenartige Erzählung von 2 Kön 13,20f. zu erwähnen: Als bei der Beisetzung eines Mannes plötzlich eine moabitische Streifschar auftauchte, warf man seine Leiche schnell in Elisas Grab. Da wurde sie durch die bloße Berührung seiner Gebeine wieder lebendig[46]. Die zum größeren Ruhm des Propheten und der Propheten berichtete Wundergeschichte tritt in unsrem Fragehorizont neben die beiden gerade besprochenen: Auch hier handelt es sich nur um eine zeitliche, nicht um eine ewige Errettung vom Tode.

Es bleibt also dabei: Die Ausnahmen bestätigten wie dem mesopotamischen so dem griechischen und israelitischen Menschen der Frühzeit und weithin auch darüber hinaus nur die Regel, daß der Tod des Menschen unabänderliches Schicksal ist. »Wir werden gewiß sterben und sind wie das Wasser, das zur Erde gegossen nicht wiederaufgesammelt werden kann!«, belehrt die kluge Frau aus Tekoa König David, um ihn zu einem Handeln, solange es Zeit ist, zu ermahnen, 2 Sam 14,14. Wenn wir dem Zeugnis der ugaritischen Literatur trauen dürfen, wurde diese Überzeugung auch von den Kanaanäern, den Vorbesitzern des Landes und späteren Nachbarn Israels geteilt. In dem leider nur fragmentarisch erhaltenen Aqhat-Epos gibt es eine Episode, die eine ungewöhnlich starke Zurückhaltung gegenüber allen Entrückungsmythen erkennen läßt. Die gewalttätige Gefährtin des in seinem Wolkenpalast auf dem Berge Zafon wohnenden Gewittergottes Baal, die Göttin Anat, verheißt dort dem Prinzen Aqhat die Verleihung der Unsterblichkeit (blmt), wenn er ihr seinen von dem Schmiedegott Koschar gefertigten Bogen überließe. Aber der Prinz antwortet ihr nüchtern, CTA 17:VI: 34ff.:

»Belüge mich nicht, o Jungfrau!
Denn für einen Helden ist dein Lügen eklig.
Was für ein Ende kann ein Mann empfangen?
Was empfängt ein Mann zuletzt?
Silberglanz wird auf mein Haupt gegossen,
Asche auf meinen Scheitel.
[Und] den Tod aller werde ich sterben,
ja, ich werde bestimmt (einmal) sterben!«

Aber natürlich mußte er die Weigerung und mehr noch eine folgende Zurückweisung der Frau in der Göttin büßen[47]. –
Erstaunlich ist für uns die Fassung, mit welcher die Alten in der Regel ihrem Tode entgegengeblickt haben. Aus den Fluten des wirbelnden Skamander hatte sich Lykaon, des Priamos Sohn, nur gerettet, um Achill in die Arme zu fallen. Vergeblich flehte der Jüngling um sein Leben. Der durch den Tod des geliebten Patroklos ergrimmte Pelide kannte keine Schonung, Ilias XXI,106ff.:

»Freund, drum stirb auch du! Was soll dein Klagen und Jammern?
Auch Patroklos starb, der so viel besser als du war.
Siehst du nicht, wie auch ich so schön, so stark und so stattlich;
Eine göttliche Mutter gebar mich; mein Vater war edel.
Aber wisse, auch mir droht Tod und starkes Verhängnis:
Kommen wird der Morgen, der Abend oder der Mittag,
Wann einst einer auch mir im Kampf das Leben hinwegnimmt,
Seis mit sausendem Speer oder seis mit fliegendem Pfeilschuß.«

Da ergab sich auch der Junge in sein Schicksal. Während seine Knie versagten, breitete er seine Arme weit aus, um den tödlichen Stoß zu empfangen[48].
Wenn wir uns vorweg einprägen, daß in der Beurteilung des frühen und gewaltsamen Todes zwischen den Griechen und den Israeliten im Gegensatz zu dem Anschein, den Weish 4,8f. erwecken konnte, ein sich vorab im Laufe der Zeit sogar noch verschärfender Gegensatz lag und dem berühmten, von Plutarch überlieferten Vers des Komödiendichters Menander

»Wen die Götter lieben, der stirbt jung!«[49]

im Alten Testament ein

»Mein Gott, raffe mich nicht weg
in der Hälfte meiner Tage!« Ps 102,25

gegenübersteht[50], können wir als Beispiel gefaßten Ausblicks auf den eigenen Tod den Gileaditer Barsillai aufrufen. Der achtzigjährige Notable hatte König David in der Zeit seines durch Absaloms Rebellion erzwungenen Exils in Mahanajim versorgt. Als die Gefahr vorüber und der König die Rückreise nach Jerusalem antrat, gab ihm Barsillai das Ehrengeleit bis über den Jordan. Zum Dank für die erwiesenen Wohltaten wollte ihn David an seinen Hof ziehen. Aber der Greis wehrte ab. Zu alt, um selbst die Vorzüge des Hoflebens noch zu genießen, schlug er an seiner Statt seinen Sohn für die Ehrung vor. »Laß doch«, so bat er sich aus, »deinen Knecht umkehren, damit ich in meiner Stadt bei dem Grabe meines Vaters und meiner Mutter sterbe ...«, 2 Sam 19,38.

3. *Die Zukunft der Toten*

»Es gibt weder Wirken noch Planen,
weder Wissen noch Sachverstand
in der Unterwelt, zu der du dich
auf dem Wege befindest.«
Prediger Salomo 9,10

Wenn die Aussicht auf den Tod so dunkel erscheint, wie wir das im vorausgegangenen Kapitel gesehen haben, aber es auch aus unmittelbarer Erfahrung wissen, hängt das offenbar mit der Urangst zusammen, die für den Menschen mit dieser unter allen seinen Möglichkeiten einzig gewissen und zugleich vollständigen Unmöglichkeit verbunden ist. Alles was ein Mensch in seinem Leben erhofft, plant, angreift oder fürchtet, kann anders kommen[51]. Nur dies eine wird ihn gewiß erreichen: sein Tod. Und da er lebend keine andere als seine gegenwärtige leiblich-welthafte Existenz kennt, er wohl alle möglichen Erfahrungen aber nur nicht die seines eigenen Todes vorwegnehmen kann, fremder Tod für ihn aber das Ende der Kommunikationsmöglichkeit mit dem Toten bedeutet und der leblose Leib des Toten unaufhaltsam zerfällt, waltet der Tod für jeden Menschen als eine Urangst. Er scheint ihn, der er sich in seiner Leiblichkeit als denkendes, fühlendes und wollendes Wesen eben als Subjekt seiner selbst und ein Selbstzweck versteht, zum bloßen Objekt zu degradieren und ihn trotz seiner spezifischen, nur ihm unter allen in dieser Welt eigenen und ihn auszeichnenden Würde zu vernichten. Erfährt er es an der Leiche eines geliebten oder geachteten Menschen, löst es in ihm zugleich mit der mindestens untergründig anwesenden und ihn erschöpfenden Urangst einen Urschmerz aus. Die möglichste Möglichkeit seines eigenen Todes wird für ihn mit jedem Abschied möglicher. Die auf der Wesensgemeinschaft beruhende Solidarität aller Menschen als zum Besitz der gleichen Würde Bestimmten setzt sich noch darin durch, daß ihn, ist er nicht von Haß oder Verachtung verblendet, selbst der Anblick der Leiche des Unbekannten und des Feindes bewegt, so daß er ihr Klage und Beisetzung als Aufhebung ihres bloßen Objektseins gewährt[52].

Aber gerade sein Anderssein zwingt den Menschen, die Frage nach seiner und seiner Gefährten Zukunft zu stellen. Um ihr den Schrecken zu nehmen, kann der Mensch auf einer durch das distanzierte Nachdenken über sich selbst und diese Welt gekennzeichneten Bewußtseinsstufe versuchen, sich selbst eine Antwort zu geben, wie sie der platonische Sokrates in seiner Verteidigungsrede in die allgemeine Feststellung gekleidet hat: »... den Tod fürchten, ihr Männer, das ist nichts anderes als sich dünken, man wäre weise, ohne es zu sein«[53]. Denn wenn der Mensch die Erfahrung seines Todes nicht vorwegnehmen und eben nur als je er selbst in seinem eigensten Tode machen kann, ist es ihm verwehrt zu wissen, ob das Sterben für ihn ein Übel oder Glück bedeutet: »Denn niemand weiß, was der Tod ist, nicht einmal, ob er nicht für den Menschen das größte ist unter allen Gütern«[54]. Und für die zweite Möglichkeit stellte er dann die berühmte und durch ihre schlichte Natürlichkeit von keinem, der von ihr gehört hat, je wieder vergessene Alternative auf: »... eins von beiden ist das Totsein: entweder so viel als nichts sein noch irgend eine Empfindung von irgend etwas haben, wenn man tot ist; oder, wie auch gesagt wird, es ist eine Versetzung und Umzug der Seele von hinnen an einen anderen Ort«[55].

Die eigene ruhige Gewißheit angesichts des Todes schöpfte Sokrates freilich nicht aus solchen Überlegungen, sondern aus dem, was er als Ausbleiben einer Warnung durch »das Zeichen«, durch »das Daimonion«, seinen göttlichen Begleiter, beschreibt[56]. In der sittlichen, sein Leben allein um ihrer selbst willen hingebenden Entscheidung, die dem im Menschsein selbst beschlossenen Anspruch entspricht, erfährt er seine Ewigkeit als die Gewißheit, daß es für den Menschen, der zu seiner Bestimmung steht, weder im Leben noch im Tode ein Übel geben kann. Und so können ihn auch die Herren seiner Bestimmung und seines Schicksals, die Götter, im Tode nicht fallen lassen[57].

Kehren wir zu der sokratischen Alternative der Zukunft der Toten zurück, so meinte die erste gleichsam einen tiefen, traumlosen Schlaf. Und wenn es die Abschiede sind, die dem Menschen das Herz auch im Blick auf seinen eigenen Tod beschweren[58], so wird er auch von ihnen nichts mehr wissen. Man möchte diesen Zustand geradezu mit den Worten des Kohelet, Prediger Salomo, umschreiben: »... die Toten wissen gar nichts, und für sie gibt es keinen Lohn mehr; denn ihr Andenken ist vergessen. Auch ihr Lieben, auch ihr Hassen, auch ihr Eifern – längst ist es dahin. Sie haben in Ewigkeit keinen Anteil mehr an alldem, was unter der Sonne geschieht«, Koh 9,5b–6. Und in diesem Sinne hat mancher in der Antike seiner Überzeugung in seinem Epitaph Ausdruck gegeben:

»War nie gewesen, bin nicht mehr. Ich weiß nichts davon; es trifft mich nicht«[59].

Dies Bekenntnis ließ sich in sechs Buchstaben zusammenfassen: »n.f.n.s.n.c.«, »N(on)f(ui)n(on)s(um), n(on)c(uro)«, d. h. »Ich bin nicht gewesen, ich bin nicht, ich kümmere mich nicht darum«[60]. Und es läßt sich, darin Kohelet gleich, der an die Feststellung der vollendeten Nichtigkeit der Toten die Mahnung anschließt: »Geh, iß mit Freuden dein Brot und trinke frohen Herzens deinen Wein ...«, Koh 9,7a, die Aufforderung an den Leser richten:

»Und du, der du lebst, iß, trinke, scherze, komm!«[61]

Freilich, so einfach kann es mit der Beruhigung angesichts der absoluten Selbstvergessenheit der Toten nicht sein, wenn der Prediger dieser Feststellung die andere, ein Sprichwort aufnehmend, voranstellt: »Ja, ein lebender Hund ist besser als ein toter Löwe. Denn die Lebenden wissen, daß sie sterben müssen, aber die Toten wissen gar nichts ...«, Koh 9,4b–5ab. Vom Tode geht dank seiner beständigen Gegenwart als der einzig gewissen Möglichkeit eine dauernde Beunruhigung auf das Leben aus. Aber umgekehrt ist das Leben selbst die Beunruhigung des Todes. Und beides muß gesehen werden, wo zureichend auf die durch den Tod aufgeworfenen Fragen geantwortet werden soll.

Die bisher bedachten Texte erwecken insofern einen im Blick auf die volle geschichtliche Wirklichkeit falschen Eindruck als sie unterstellen, es gäbe für den Menschen bei seinem Tode nur diese sokratische Alternative, entweder in ewigen, bewußtlosen Schlaf, in ein empfindungsloses Nichts zu versinken oder wissend und wahrnehmend an einen anderen Ort und in die neue Gemeinschaft der Toten zu gelangen. Die zweite Möglichkeit wird ja denn von Sokrates auch ausdrücklich in dieser Füllung erörtert[62]. Aber sowohl für die Griechen als auch für die Menschen des Alten Orients unter Einschluß der Israeliten gab es zunächst eine solche Alternative nicht. Beides, die Gemeinschaft der Toten an einem anderen Ort und die tiefe Bewußtlosigkeit der Toten, fiel für sie vielmehr in dem schattenhaften Dasein in der Unterwelt zusammen.

Aber hat denn das Alte Testament überhaupt ein solches Schattenreich gekannt wie es uns aus der griechisch-lateinischen Dichtung und Philosophie geläufig ist, oder war es nicht vielmehr für den Israeliten mit dem Tode »aus«? – »Aus« war es sicher insofern, als die sich in dem mit dem rätselhaften, aber vielleicht tatsächlich nur »Unterwelt« bedeutenden Wort »Scheol« bezeichneten Reich[63] befindenden Toten endgültig vom Leben auf dieser Erde abgeschnitten waren. Und »aus« war es eben auch in dem Sinne, daß die Toten in jenem Reich in völlige Bewußtlosigkeit versanken. In diesem doppelten Sinne kann der Hiobdichter seinen Dulder das Menschenlos beklagen lassen:

»Der Mensch, vom Weibe geboren,
an Tagen kurz und unrastsatt –
blüht auf wie eine Blume, welkt,
flieht wie ein Schatten, bleibet nicht ...
Ja, Hoffnung gibt es für den Baum,
ist er gefällt, so treibt er wieder,
und sein Schößling bleibt nicht aus.
Wenn seine Wurzel in der Erde altet,
und sein Stumpf im Staube stirbt,
läßt ihn der Duft des Wassers sprossen,
schiebt er wie ein Setzling Zweige.
Doch stirbt ein Mann, ist's aus mit ihm,
verscheidet der Mensch, wo bleibt er dann?
Wasser können aus dem Meere fließen
und Flüsse vollständig vertrocknen:
So legt sich der Mensch, steht nimmer auf[64],

wird nie mehr aus seinem Schlaf geweckt ...
Wie das Wasser Steine zerreibt,
der Regen die Scholle fortspült,
so hast du[65] des Menschen Hoffnung vernichtet.
Du hast ihn gepackt, er mußte gehen,
verzerrtest sein Antlitz, sandtest ihn fort.
Ob ehrgeachtet seine Söhne, weiß er nicht,
ob sie gering, er wird des nicht gewahr.
Nur als er noch im Fleisch, empfand er Schmerzen,
solange seine Seele bei ihm war, konnte er trauern.«

Ijob 14,1–2.7–12.19–22[66]

Darüber hinaus wäre es verkehrt, wollten wir aus dieser Charakterisierung menschlichen Todesloses und seines Eingehens in »das Land des Vergessens«, Ps 88,13, den Schluß ziehen, der Mensch würde nach israelitischem Glauben bei seinem Tode vollständig vernichtet. So wie man gefährdetes Leben als bereits der Macht des Todes und der Unterwelt verfallen erfuhr, galt andererseits der Tod als schwächste Form des Lebens[67]. Was sich da unten aufhielt, war also nicht einfach nichts, sondern ein schemenhafter Doppelgänger des Lebenden, seine »Seele« oder, wie wir nach einer bald zu gewinnenden Einsicht genauer sagen müssen, seine »Totenseele« in der Gestalt, die er im Augenblick seines Abscheidens besessen hatte[68]. Nur unter dieser Voraussetzung ist es erklärlich, daß man daran glaubte, daß sich die Toten bei einem besonderen, ihre Nachkommen betreffenden Geschick in der Nähe ihrer Grabstätten bemerkbar machen können, wie die Erzmutter Rahel, deren Weinen man angesichts des Untergangs ihrer Söhne, der Einwohner des Nordreiches bei ihrem Grabe in Rama zu hören meinte, vgl. Jer 31,15 mit Gen 35,16.19[69]. Und nur unter dieser Voraussetzung ist es erklärlich, daß sich König Saul an das Weib zu En-Dor wendet, um in der ausweglosen, durch seine Feinde verstellten und von Gott verlassenen Lage den toten Samuel über sein Schicksal zu befragen, 1 Sam 28. Als die Totenbeschwörerin dem König den aus der Tiefe aufsteigenden ›Gott‹ als alten, bärtigen, in seinen Mantel gehüllten Mann beschreibt, weiß Saul, daß der Prophet Samuel gekommen ist und wirft sich zu Boden. Saul wollte den Propheten, keine belanglose, unwissende Seele. Offenbar verleiht auch der Tod als solcher keine übernatürlichen Fähigkeiten. Es ist bekannt, wie sich der Geist in der nächtlichen Szene mit einem »Warum hast du mich aufgestört und heraufsteigen lassen?« an seinen

König wendet, um ihm dann sein und seiner Söhne Ende für den folgenden Tag vorauszusagen.
Folgen wir der Geschichte der hebräischen Bezeichnungen für die Totenbeschwörer in dem Umfang, in dem es für unseren Gedankengang notwendig ist, stoßen wir alsbald auf religionsgeschichtliche Parallelen, die uns das Bild von den Totenseelen zu vervollständigen erlauben. Die in den deutschen Übersetzungen zu 1 Sam 28,3 unterschiedlich als Wahrsager, Zeichendeuter oder Totenbeschwörer wiedergegebenen »Kundigen« und – hier müssen wir das hebräische Wort einführen – »'Obot« sind ganz offensichtlich Mantiker. Jes 8,19 kehren beide Worte, die »Kundigen« und die »'Obot« dagegen als Totengeister wieder[70]. Und zusammen mit Jes 29,4 erfahren wir, wie sich diese Geister bemerkbar machten: mit tonloser, vogelartig zwitschernder Stimme redeten sie aus der Erde. – Dank der besonderen, bereits in dem Hinweis auf das Spuken der Rahel angedeuteten Verbindung der Totengeister zu ihren Gräbern[71] scheint man zu ihrer Beschwörung bevorzugt nächtlich in den Grabhöhlen zusammengekommen zu sein, wobei sich die Nachtstunde wohl aus dem allgemein verbreiteten Volksglauben ergibt, daß die Geister und Dämonen vor Anbruch der Morgenröte in ihr dunkles Reich zurückkehren müssen, vgl. Jes 65,4; 1 Sam 28,8 und Gen 32,27[72]. – Wenden wir uns wieder der Bedeutungsgeschichte des Wortes »'Ob« (Plural »'Obot«) zu, fällt auf, daß das offenbar erst den Totengeist und dann den Totenbeschwörer bezeichnende Wort noch eine dritte, technische Bedeutung besitzen konnte, die man füglich als die älteste ansehen wird; denn es ist einleuchtender, wenn ein Mittel nachträglich die Bedeutung des Ermittelten und dann des Ermittelnden annimmt, als wenn wir die Bedeutungsgeschichte in umgekehrter Richtung verlaufend denken. So ist der »'Ob« in 1 Sam 28,8 kaum ein Wahrsagegeist; denn nichts in der Erzählung deutet an, daß die Frau in medialer Besessenheit agiert wie es aus spiritistischen Berichten noch der Gegenwart berichtet wird[73]. Nach einem mit großer Wahrscheinlichkeit führbaren Beweis scheint das rätselhafte Wort schon als Lehnwort aus der Sprache der vorsemitischen Bewohner Südmesopotamiens, der Sumerer, in das Akkadische, die Sprache der Babylonier und Assyrer, eingedrungen zu sein und sich dann bis nach Kleinasien verbreitet zu haben. Seine Grundbedeutung wäre dann »Loch« oder »Grube«[74]. Greifen wir diese Ableitung auf, hätte sich die »Hexe« zu En-Dor einer Grube bei ihren mantischen Künsten bedient. Damit rückt sie in einen religionsgeschichtlichen Kon-

text, der von den Sumerern und den Babyloniern im Südosten bis zu den Griechen und, mindestens später, auch den Lateinern im Westen reicht.

So wird in der 12. Tafel des Gilgamesch-Epos, deren Vorlage bis in die sumerische Zeit zurückgeht, erzählt, wie Enkidu in die Unterwelt stieg, um Gilgameschs nach dort hinabgefallene Trommel wieder an das Tageslicht zurückzubringen, und er dabei selbst in die ewige Gefangenschaft des Totenreiches geriet. Nach Gilgameschs inständigen Bitten erreichte es die Intervention des Gottes Ea, daß der Unterweltsherr Nergal, der mit seiner Gemahlin Ereschkigal zusammen die Toten beherrscht, den Geist des Enkidu durch ein Loch auf die Erde heraufsteigen läßt. Einem Windhauch gleich erscheint er seinem Herrn und Freunde, um ihm die in der Unterwelt geltende Ordnung mitzuteilen[75]. Der Verdacht, daß es mit dieser Grube seine besondere rituelle Bewandtnis bei der Totenbeschwörung hat, liegt auf der Hand. Wir finden ihn bestätigt, wenn wir uns der Szene aus der großen Nekyia in der Odyssee zuwenden. Von Kirke gewiesen hatte sich der listenreiche Odysseus auf die Fahrt über den Okeanos in das Nebelreich begeben, an dessen Gestade sich die Unterwelt öffnet, um von dem Geist des blinden thebanischen Sehers Teiresias, dem die Unterweltskönigin Persephone allein die Besinnung gelassen, Auskunft über seine Rückkehr in die Heimat zu erlangen, Odyssee X,490ff. So läßt ihn Homer seinem Gastgeber bei den Phäaken berichten:

> »Als ich nun so mit Gelübden und Bitten die Scharen der Toten
> Angefleht, ergriff ich die Schafe und schnitt ihre Kehlen
> Über der Grube ab; ihr Blut floß dunkel. Da stiegen
> Aus der Tiefe die Seelen der abgeschiedenen Toten,
> Jünglinge und Jungfraun und leiderfahrene Greise,
> Jugendzarte Bräute, von frischer Trauer betroffen;
> Viele im Kampfe gefallne, von ehernen Lanzen erlegte
> Männer kamen und hielten noch ihre blutigen Waffen;
> Die umschwärmten die Grube in großen Scharen mit lautem
> Schreien von allen Seiten. Mich faßte blasses Entsetzen.«
>
> Odyssee XI,34ff.

Vielleicht erinnern wir uns daran, wie erst der noch unbestattete Elpenor und dann des Teiresias Seele dem Erebos entsteigen. Der Geist des Jünglings ist noch im Besitz seines Bewußtseins, weil er unbestattet noch nicht zur Ruhe gekommen ist. Bei dem Seher Teiresias verhielt es sich ursprünglich wohl anders als es dem Dichter lieb war; denn er verlangt vor seiner Weissagung, von dem Opferblute zu trinken, Odyssee XI,95f. Erst durch den Blutgenuß kehrt den Totengeistern das mit dem Eingehen in das Totenreich entschwundene Bewußtsein zurück. Und nun wissen wir, wie wir uns die nächtliche Szene zu En-Dor zu ergänzen haben. Und vielleicht erinnern wir uns weiter an die ergreifende Szene, in der Odysseus dreimal versucht, die ebenfalls aus der Tiefe emporgestiegene Seele der Mutter zu umarmen und sie ihm dreimal unter den Händen zerrinnt, so daß er sich fragt, ob ihn Persephone mit einem Traumbild täusche. »Dies«, lautet die Belehrung durch den Geist der Mutter,

> »ist das Schicksal der Menschen, sobald sie dem Tode erlegen;
> Denn dann halten Gebeine und Sehnen nicht länger zusammen,
> Sondern die mächtige Kraft des lodernden Feuers vernichtet
> Alles, sobald der Geist die bleichen Gebeine verlassen.
> Aber die Seele fliegt dahin wie ein flatterndes Traumbild.«
> Odyssee XI,218ff.[76]

Gewiß lehnte Israel die Feuerbestattung ab. Aber die Seelenvorstellung dürfte sich von der, wie sie uns hier in der griechischen Dichtung begegnet, kaum unterschieden haben. Schon in der Antike war man der Überzeugung, diese Seelenvorstellung ginge auf lebhafte Traumerscheinungen Verstorbener zurück[77]. Aber es geht aus dem eben zitierten Abschnitt der homerischen Nekyia zur Genüge hervor, daß beide, Traumbild und Totenerscheinung, zwar vergleichbar, aber doch verschieden sind. Eher wird man also, so lästig diese Vorstellung zu sein scheint, an Totenerscheinungen als solche zu denken haben, wie sie Platon im Phaidon der Tradition nach für die nicht zur Ruhe gekommenen Seelen in der Nähe der Denkmäler und Gräber unterstellt und mit dem Satze bestätigt, es seien »an denen daher auch allerlei dunkle Erscheinungen von Seelen gesehen worden«, Phaidon St 81d[78]. – Wir dürfen also die Totenseele als einen schemenhaften, ungreifbaren und also nach unserer Vorstellung gleichsam immateriellen Doppelgänger des Lebenden betrachten, der, einmal in die Unterwelt gelangt, nur unter außergewöhnlichen Umständen aus seinem bewußtlosen Schlaf aufgestört werden kann. Diesen Charakter des Doppelgängers suchten die antiken Dichter festzuhalten, indem sie ihn als einen Schatten bezeichneten[79].

Dem Leser dürfte inzwischen zweierlei aufgefallen sein: einmal, daß wir die offensichtlich auch dem Israeliten bekannte Vorstellung von der Totenseele nur mittels eines Ausgreifens auf religionsgeschichtliche Parallelen konkretisieren konnten; zum anderen, daß wir außer der Sache zwar etliche Bezeichnungen für die Toten- als Wahrsagegeister, aber bisher keine einzige für die Totengeister als solche beigebracht haben. In dem ersten Faktum begegnet uns die eigentümliche, uns später noch ausdrücklich beschäftigende Zurückhaltung des Alten Testaments gegenüber dem Totenreich. Und vielleicht hängt die Schwierigkeit, die Frage, wie die Israeliten die Totenseelen bezeichneten, eindeutig zu beantworten, mit der gleichen Reserve zusammen. Im Umkreis Jahwes war das Darnach belanglos. An keiner einzigen Stelle des Alten Testaments tritt, soweit ich sehe, die Zukunft des Menschen nach dem Tode um ihrer selbst willen in den Gesichtskreis, sondern nur unter dem Blickwinkel der Begrenzung des gegenwärtigen Lebens und seines Gottesverhältnisses[80]. – Die Kernstellen zur alttestamentlichen Anthropologie bleiben uns so gerade die Antwort auf die Frage nach dem besonderen Namen der Totenseelen schuldig. Sieht man sich Gen 2,7; Koh 12,7 und Ps 104,29f. an, kann man den Eindruck gewinnen, Israel habe überhaupt nur zwischen dem durch Gottes Odem beseelten und dem von ihm verlassenen und daher zerfallenden Leibe unterschieden, ohne eine dritte, die personale Identität bewahrende Größe zu kennen. Nach Gen 2,7 wurde der aus der losen Ackerkrume, »dem Staub des Ackerbodens«, geformte Mensch dadurch zu einer »lebendigen Seele« (nèfesch chajjāh), daß ihm Jahwe den »Atem des Lebens« (níschmat chájjim) einblies. Dabei scheint das mit »Atem« wiedergebene Wort eigentlich das Schnaufen[81], das mit »Seele« übersetzte primär die sich bewegende Kehle und auf einer nicht mehr belegbaren Zwischenstufe wohl auch den Atem bedeutet zu haben[82]. Die konkrete Bindung des Lebens an das Atmen hat bei den Semiten wie bei den Griechen mit ihrer Rede von der Psyche dazu geführt, dem Wort »(Kehle) Atem« die Bedeutung »Lebensprinzip, Person, Selbst, Seele« beizulegen. Unser deutsches Wort »Seele« besitzt eine Geschichte, die ihm kein Uneingeweihter abliest: Es soll mit »See« zusammenhängen und so letzter Nachklang eines alten Mythologems von dem Aufenthalt der Geister vor der Geburt und nach dem Tode in bestimmten Seen sein[83]. – Hat der Mensch seinen letzten Atemzug getan, ist er tot, Ijob 11,20[84].

Bei Homer ist die »psyche« der den Menschen im Augenblick des Todes verlassende Atem oder Lebenshauch, der dann zum Hades geht und dort als das Totenwesen »psyche« weiterlebt, Ilias XVI,856. Da die »psyche« als Atem den Ohnmächtigen ebenfalls verläßt, Ilias V,696; Odyssee XXIV,348, ist die »Atemseele« hier offenbar als ein selbständiges Wesen verstanden, dem jedenfalls solange es sich im Leibe befindet das Ichbewußtsein zuzuschreiben das Ohnmachtserlebnis und die Reaktionslosigkeit der von ihm verlassenen Leiche nahe legt[85]. – Dürfen wir im Rahmen der alttestamentlichen Anthropologie den gleichen Schluß ziehen und die »Atemseele« mit dem Tode als »Totenseele« zur Unterwelt ziehen lassen? Dem steht mindestens scheinbar die Tatsache entgegen, daß nach Koh 12,7 nach dem Tode des Menschen

> »der Staub ›zur‹ Erde zurück muß,
> wie er gewesen[86],
> der Odem (rúach) aber zu Gott zurückkehrt,
> der ihn gegeben«.

Und entsprechend heißt es in der Anbetung des 104. Psalms V,29f.:

> »Verbirgst du dein Antlitz, erschrecken sie.
> Sammelst du ihren Odem ein, verscheiden sie
> (und kehren zu ihrem Staube zurück).
> Sendest du deinen Odem, werden sie erschaffen,
> und du erneuerst das Antlitz der Erde.«

Hier hat es also geradezu den Anschein, als bestünde der Mensch allein aus der Atemseele als dem göttlichen und gottverliehenen Lebensprinzip sowie dem Leib. Allein, wenn wir bedenken, was wir über die Zurückhaltung des Hebräers gegenüber dem Totenreich im Horizont seines Gottes gesagt haben[87], werden wir vorsichtig. Und so haben wir wohl darauf zu achten, daß in Koh 12,7 wie Ps 104,29f. nicht von dem »Atem/der Seele« (nèfesch), sondern von dem Odem (der »rùach«), die Rede ist, einem Wort, das wie sein griechisches Äquivalent »pneuma« primär den Windhauch und dann den Geist bezeichnet. Sehen wir uns noch einmal die Geschichte von der Auferweckung des Jungen der Witwe von Sarepta durch Elia an[88], so werden wir nun darauf aufmerksam, daß dort die Seele (nèfesch) des Knaben zurückkehren muß, damit er wieder lebendig wird, 1 Kön 17,21f. Und schließlich fällt Ps 30,4 ins Gewicht, wo ein Genesener Jahwe für seine Rettung dankt und bekennt[89]:

»Jahwe, du hast meine Seele (nèfesch) aus der Unterwelt heraufgeführt,
riefst mich ins Leben von den zur Grube Gesunkenen«[90].

Natürlich kann man dem Schluß, »Seele« (nèfesch) habe im Blick auf den Toten den Totengeist bezeichnet, dadurch entgehen, daß man 1 Kön 17,21f. die Bedeutung »Atem« und Ps 30,4 die Bedeutung »mich selbst« unterstellt; es fragt sich nur, ob das geboten ist. Die Synthese, daß Jahwe die »Seelen« durch seinen »Odem« lebendig macht, ist jedenfalls nicht ausgeschlossen.

Daß der Hebräer unter der »Seele« (nèfesch) tatsächlich die Totenseele verstehen konnte und mindestens später auch verstanden hat, bezeugen zwei Belege aus einer spätestens im 3. Jahrhundert, wahrscheinlich aber früher entstandenen Schrift, welche der Verfasser des henochitischen Buches der Wächter[91] in Hen 6–19 seinem Werke eingefügt hat[92]: Hen 9,3 und 13,6. – Hen 9,3 ist von den »(Toten)seelen« aller Menschenkinder (nafschot benē 'anāschā'), 13,6 von den (»Toten)seelen« (nafschot) der gefallenen Engel die Rede[93]. Der Verfasser des Wächterbuches selbst spricht dagegen bei seiner Schilderung des Zwischenzustandes nach dem Tode und vor dem Jüngsten Gericht im Blick auf den Einzelnen von dem »Geist eines toten Menschen« (rùach–'enāsch mēt), Hen 22,5[94], und im Blick auf alle Toten von den »Seelen aller Menschenkinder« (nafschot kol benē 'anāschā'), Hen 22,3[95]. Daß man später im Judentum den göttlichen Odem und die Totenseele nicht mehr auseinandergehalten hat, zeigt eine Stelle in dem vermutlich im letzten Drittel des 1. Jahrhunderts nach Christus entstandenen 4. Esrabuch[96]. Sein jüdischer Verfasser legt die anthropologische Grundstelle Koh 12,7, daß der Odem (rùach) des Menschen im Tode zu Gott zurückkehrt[97], unter personaler Fassung des Odems als des Geistes des Menschen so aus, daß der Geist des Menschen nach seinem Tode vor der Herrlichkeit des Höchsten erscheinen und sie anbeten muß. Erst dann differenziert sich das Los der Geister bis zum letzten Gericht, vgl. 4 Esr 7,78ff.[98]. – Der Leser mag sich bei diesen kleinteiligen Nachweisen gelangweilt fühlen. Sie besitzen jedoch für die Diskussion über das, was legitimes, biblisch begründetes Glaubensdenken ist, eine größere Bedeutung als man ihnen im ersten

Augenblick ansehen mag. Im Gegensatz zu der seit einigen Jahrzehnten in der Theologie beliebten Hypothese, nach alttestamentlicher Vorstellung sei es mit dem Tode aus; auch sei es die allein dem christlichen Glauben angemessene Vorstellung, mit einer völligen Vernichtung des Menschen im Tode ohne irgendeinen Rest und einer entsprechenden völligen Neuschöpfung des Menschen am Jüngsten Tage zu rechnen[99], gilt es festzuhalten, daß die Vorstellung von einem auf den Tod folgenden Zwischenzustand sich organisch auf dem Fundament alttestamentlichen Toten- und Seelenglaubens entwickeln konnte, welche von außen kommenden Einflüsse auch immer zu dieser Entfaltung beigetragen haben. Anders hätte weder das neutestamentliche Gleichnis vom reichen Mann und armen Lazarus, Lk 16,19ff., noch das Jesus im gleichen Evangelium am Kreuz in den Mund gelegte Wort an den einen der beiden Schächer »Wahrlich, ich sage dir: Heute wirst du mit mir im Paradiese sein«, Lk 23,43, noch das Auferstehungszeugnis des Neuen Testaments selbst einen verständlichen Rahmen.

Ehe wir uns den Vorstellungen Israels über die Unterwelt zuwenden, müssen wir noch den gelegentlich den Totengeistern gegebenen Namen als Refaïter erwägen. Dabei wird sich zeigen, daß von ihm keine geschichtliche Dynamik mehr ausging. Seltsamerweise wird er in den alttestamentlichen Geschichtsbüchern für eine vorisraelitische, bald im West-, bald im Ostjordanland gesuchte Bevölkerung verwendet, vgl. z. B. Gen 15,20 mit 14,5. Und schließlich wird diese mit den Riesen identifiziert, vgl. z. B. Dtn 2,11; 3,11; 2 Sam 21,16ff. Im poetischen und prophetischen Schrifttum meint das Wort dagegen stets die Totengeister in der Scheol, der Unterwelt[100]. Dem entspricht der Gebrauch in den phönizischen und punischen Inschriften[101]. – Dieser eigentümliche Befund ist bis heute nicht erklärt. Man kann bestenfalls vermuten, daß die Refaïter als in der Vorzeit lebende Riesen eben längst gestorben waren und daher den gleichen Namen wie die Toten erhielten. Aber auch so bleibt auffällig, daß man eine ganze Bevölkerung mit diesem Namen belegte. Vielleicht spiegelt sich darin zugleich, daß man das vermutlich von den Kanaanäern übernommene Wort in seiner Bildung und ursprünglichen Bedeutung so wenig durchschaute wie es uns in der Regel mit dem eigenen Wort »Seele« gehen dürfte[102]. Leider sehr fragmentarisch erhaltene Texte aus der zweiten Hälfte des zweiten Jahrtausends v. Chr. aus Ugarit werfen ein zusätzliches Licht auf das Problem: Hier scheint es sich bei den Refaïtern um helfende und heilende Ahnengeister zu handeln. Und so dürfte der Name als ein survival aus einer älteren Religionsstufe in der hebräischen Sprache stehen geblieben sein, auf der die Toten noch unmittelbar in die Bezirke der Lebenden einwirken konnten und in ihrem Reich noch nicht so hermetisch von der Welt der Lebenden abgeschnitten waren, wie das später und, fassen wir das Aqhat-Epos ins Auge, selbst schon bei den nordsyrischen Ugaritern der Fall gewesen zu sein scheint[103].

Über dem im vorletzten Abschnitt gegebenen Verweis auf die in dem alttestamentlichen Totenglauben angelegten Entwicklungsmöglichkeiten dürfen wir nicht verkennen, daß die Unterwelt in der eigentlich israelitischen Zeit wenn auch noch keine Hölle, so doch auch keinesfalls ein Himmel gewesen ist. Die Vorstellungen über dieses »Land ohne Wiederkehr«, vgl. Ijob 7,9f.[104], sind in Israel nicht freundlicher als bei den Griechen gewesen. So findet das charakteristische, Achill in der Odyssee XI,487ff. in den Mund gelegte:

> »Über mein Sterben tröste mich nicht, erlauchter Odysseus,
> Wollte ich doch lieber als Knecht bei Lebenden fronen,
> Selbst bei einem Armen, der ohne Äcker und Güter,
> Als hier das Gewimmel verblichener Toten beherrschen«

seine Entsprechung in dem bereits berücksichtigten, von Kohelet aufgenommenen Sprichwort, daß ein lebender Hund besser als ein toter Löwe ist, Koh 9,4[105]. Es scheint in der Tat eine von Mesopotamien bis nach Griechenland reichende gemeinsame Unterweltsvorstellung gegeben zu haben, deren Wurzeln spätestens im dritten vorchristlichen Jahrtausend zu suchen sind, wahrscheinlich aber um mindest ein- bis zweitausend Jahre tiefer in den Boden der Geschichte reichen. Soweit wir sehen, hebt sich nur Ägypten dank seiner der Sonne eingeräumten entscheidenden religiösen Stellung eigentümlich mit seinen Unterweltsvorstellungen von denen des ägäisch-vorderasiatischen Raumes ab[106].

Was wir im Alten Testament dank der oben notierten Zurückhaltung gegenüber dem Totenreich nur aus Anspielungen zusammensetzen können, läßt sich in den ugaritischen Texten konzentrierter erfassen, obwohl auch in diesem Zusammenhang wieder die leidigen Textlücken und Übersetzungsschwierigkeiten auftauchen. Es gibt in dem großen Epos von den Schicksalen des Sturm- und Wettergottes Baal einige Episoden, die im Rahmen dessen, was wir aus den Texten der Umwelt wissen, ein einleuchtendes Gesamtbild ergeben: Drunten in einem

Schlund der Erde[107] sitzt der Gott Mot, der Tod[108], in seiner »Schlamm-« oder »Lochheim« heißenden Stadt[109] als Herrscher über die Toten auf seinem Thron[110]. Von den beiden fern im Westen zu suchenden Sonnenuntergangsbergen namens Tharguzzi und Tharumagi gelangte man durch einen Tunnel in das Totenreich[111]. Daß man auf dem Wege nach dort das Meer und die Wasser des Todes zu überqueren hat, wie wir es aus der babylonischen und griechischen Mythologie kennen, ist um so einleuchtender, als Ugarit selbst nur wenige Kilometer östlich der Küste lag. Die Rede von der »Schlamm-« oder »Gully-Stadt« erinnert uns an des homerische »modrige Haus des Hades«, in das man nach Überquerung des Okeanos bei den wirbelnden Schlünden gelangt, in denen sich die Wasser des Acheron mit denen des Feuerstromes Periphlegeton, des Styx und des Kokytos mischen[112]. Und in Erinnerung an den Fährmann Urschanabi, der Gilgamesch über die Wasser des Todes setzte[113], fragen wir uns, ob nicht auch die Kanaanäer ihren Charon besaßen, der uns in der antiken Literatur nur noch an den Unterweltsflüssen begegnet, ursprünglich jedoch die Totenseelen wie Urschanabi über das große Wasser ins Jenseits gesetzt zu haben scheint[114]. – Die Liebe zur altorientalischen und antiken Mythologie scheint uns einen Streich zu spielen! Denn was hat das alles mit den Unterweltsvorstellungen des Alten Testaments zu tun? Gemach! Zunächst steht fest, daß man sich in Israel das Totenreich, die Scheol, als eine gewaltige »Grube« oder Zisterne vorstellte[115]. Realistisch und wohl nicht ohne einen Seitenblick auf das Grab sprach man gelegentlich von dem »Ort der Zerstörung«, dem Abbadon[116]. Und selbstverständlich ist diese »Grube« mit Schlamm und Morast gefüllt, Ps 40,3[116]. An die Vorstellung von der Unterwelt als einer Stadt mahnt die Rede von den »Toren des Todes«, Ps 9,14; Ijob 38,17. Umschreibend kann auch von den »Toren der Finsternis« gesprochen werden, Ijob 38,17, wie die Unterwelt überhaupt das »Land des Dunkels und der Finsternis« ist, Ijob 10,21. Da auch der Fluß nicht zu fehlen scheint, den die Seele auf ihrer Reise in die Unterwelt zu überqueren hat, Ijob 33,18[117], und zwischen dem »Land der Lebenden«, Ps 52,7; Ijob 28,13, und dem »Land der Toten«, Jes 26,19, gewaltige Wasser liegen, 2 Sam 22,17, in deren Tiefen der Sterbende versinkt, Jon 2,7; Ps 69,3, ist man mindestens versucht, die Seele über das Meer und durch die Strudel der Unterweltsflüsse an ihr Ziel gelangen zu lassen. Natürlich ist man im einzelnen nicht sicher, inwieweit sich die Vorstellung von der Unterwelt als einer gewaltigen, wassergefüllten und morastigen Zisterne in solchen Anspielungen verselbständigt hat, da im mythischen Denken die Dinge jeweils nur unter dem gerade relevanten Aspekt und ohne Rücksicht auf andere Zusammenhänge und Aspekte ins Auge gefaßt werden können[118]. – Mag der Übersetzer des Hiobbuches ins Griechische von den Erzählungen über den Kerberos und andere Fabelwesen am Höllenschlund beeinflußt gewesen sein, bleibt es doch erwähnenswert, daß er, Ijob 38,17, von den Wächtern des Hades spricht. Und schließlich fehlte, den wir im Alten Testament am wenigsten erwartet hätten, auch der Unterweltsherrscher, der »König der Schrekken«, nicht, Ijob 18,14, der Tod, der stark, Hld 8,6, und unersättlich ist, Hab 2,5.

Doch um das Bild sogleich wieder zu relativieren, müssen wir daran erinnern, daß der Tod in der kanaanäischen Mythologie zur personifizierten Unterwelt und umgekehrt die Unterwelt im Alten Testament zur Personifikation des Todes werden konnte. Bei der im Spätfrühling einsetzenden Dürre sollte Baal seinen Wolkenpalast verlassen und durch den bis zum Himmel aufgesperrten Rachen des Todes in seinen Leib hinabfahren[119]. Und umgekehrt reißt die Scheol, die Unterwelt, im Alten Testament ihren gierigen, Jes 5,14; Hab 2,5, und unersättlichen Schlund auf, Spr 27,20; 30,16. Ihre unerbittliche Härte, Hld 8,6, läßt denn auch keinen Pakt mit dem Tode zu, Jes 28,15.18: Einmal kommt jeder an die Reihe.

Natürlich drängt sich die Frage auf, wie es überhaupt zu der Vorstellung von dem unter der Erde liegenden *einen* Totenreich gekommen ist. Sie hat schon Cicero beschäftigt. Und nicht viel anders als die moderne Wissenschaft machte er die Beisetzung in der Erde zu ihrer Voraussetzung[120]. Inzwischen ist man nur genauer und zugleich vorsichtiger geworden, wenn man neben der Anlage tief ausgeschachteter Gräber zugleich die Trennung von Siedlung und Grabstätte als auslösende Ursachen in Erwägung zieht[121]. Um diese Argumentation zu verstehen, muß man wissen, daß bis in das Neolithikum, bis in die Jungsteinzeit hinein die Vorstellung vom sogenannten »lebenden«, der Versorgung bedürftigen, den Hinterbliebenen nützenden oder schadenden »Leichnam« die herrschende war[122]. So jedenfalls erklärt man sich die Tatsache, daß man damals die Toten im Hause oder doch innerhalb des Gehöftes oder Siedlungsbezirkes bestattete: Man habe auf diese Weise den Toten Anteil an Wohnung und Hausrat der Lebenden gegeben[123]. In dem Augenblick, in dem man die Toten nach Westen, der untergehenden

Sonne entgegen, ausrichtet, scheint bereits die Vorstellung von dem Totenland bzw. dem Zugang zu dem unterirdischen Totenreich im Westen vorzuliegen[124]. Das Entstehen dieser Vorstellung erklärt sich ungezwungen aus dem unterstellten unterirdischen Sonnenlauf, wie er der natürlichen Anschauung entspricht[125]. Und so begreifen wir auch, wie überall dort, wo ein großes Meer im Westen bekannt war, der Eingang zu diesem Totenreich erst jenseits des Meeres gesucht wurde. Und wir ahnen zugleich, daß der sich in seinen Abgrund ergießende Feuerstrom aus dem feurigen Aufleuchten des Meeres beim Sonnenuntergang abgeleitet worden ist. Da sich die Ausrichtung von Beisetzungen nach Westen im vorderasiatischen Kulturbereich in einem Fall schon um 6000 v. Chr. und noch vor der Trennung von Wohnstätte und Grab nachweisen läßt[126], liegt die Frage nahe, ob sie bereits für diesen fortgeschrittenen Totenglauben zeugt. Zieht man die entsprechende Ausrichtung der Skelette auf dem altsteinzeitlichen Familienfriedhof in La Ferrassie in der Dordogne mit in Betracht, ist eine wesentlich frühere Entstehung der Konzeption nicht ausgeschlossen[127], wenn man natürlich auch in Rechnung stellen muß, daß es sich hier um einen singulären Fund aus so früher Zeit handelt. Legt man den Nachdruck auf die Trennung von Haus bzw. Siedlung und Grab, ist festzuhalten, daß sie, von gelegentlichen Ausnahmen z. B. in Ugarit abgesehen[128], in dem zwischen dem Hindukusch und der Ägäis gelegenen Raum zwischen 5500 und 4000 v. Chr. erfolgt ist[129]. Wir dürfen also jedenfalls damit rechnen, daß sich die Unterweltvorstellung seit dieser Zeit in dem ägäisch-vorderasiatischen Raum durchgesetzt hat. Als ihre Voraussetzung, nicht ihre Folgerung, wird man freilich notwendig die Vorstellung von einer Totenseele selbst anzusehen haben. Daß ihre Entstehung nicht von entsprechenden, dem heutigen Menschen ungewöhnlich und unglaubhaft vorkommenden Erscheinungen abzutrennen sein dürfte, haben wir bereits festgestellt[130]. – Sind wir mit unseren Überlegungen soweit gekommen, stellt sich notwendig die Frage ein, ob der Glaube an ein im Westen liegendes und der ihm vermutlich in einigem zeitlichen Abstand folgende an ein im Westen zugängliches, unterirdisches Totenreich nicht vielmehr die Voraussetzung als die Folge einer veränderten Begräbnissitte gewesen ist.

Daß dieser Glaube notwendig die Vorstellung von einer Totenreise zur Folge haben mußte, liegt auf der Hand[131]. Damit der Tote wirklich an sein Ziel gelangt, bedarf er einerseits der »richtigen« Beisetzung[132], andererseits der Verproviantierung für die weite Reise. Andernfalls wäre er zu ruhelosem Umherschweifen, Auskratzen fremder Töpfe und Aufsammeln von Speiseresten auf der Straße verdammt, wie es Enkidu seinem Freunde Gilgamesch schilderte, als der ihn fragte:

»Sahst einen du, des' Geist ohn' Pflege ist? –
Ich sah (auch) den: Den Speiserest im Topf,
den Brocken auf der Straße muß er essen!«[133]

Wenn man die Grabbeigaben in diesem Sinne als Wegzehrung und Versorgung mit dem täglichen Bedarf für die Totenreise deuten darf[134], wird man angesichts der auch in den israelitischen Gräbern nicht fehlenden Versorgung des Toten mit Speise und Trank und dem Bemühen, ihn nicht nackend beizusetzen[135], den Schluß ziehen dürfen, daß auch Israel der Gedanke einer solchen Totenreise nicht fremd war. Von Totenopfern sollte man also bei diesen Grabbeigaben besser nicht sprechen[136]. Mit letzter Konsequenz darf man jedoch hier sowenig wie bei den anderen, ins Jenseits ausgreifenden Vorstellungen rechnen. Und so ist es, solange es sich nur um die Beigabe von Lebensmitteln, Schmuck, Waffen und Kleidung handelt, schwer zu ermitteln, in welchem Umfang die sich gefühlsmäßig beim Anblick eines vertrauten Toten bis in die Gegenwart durchhaltende Vorstellung vom »lebenden Leichnam« bei der Totenversorgung ihre Rolle gespielt hat[137].

Daß in der Geschichte des menschlichen Bewußtseins ältere, einer an und für sich überwundenen Stufe angehörende Vorstellungen mit Zähigkeit weiterleben und die eigentümlichsten Verbindungen mit dem inzwischen herrschenden Denken eingehen, läßt sich wohl nirgends so deutlich wie an den Bestattungsbräuchen und dem Totenglauben der Völker beobachten. Das trefflichste Beispiel stellen im Bereich der Alten Welt sicher die einschlägigen ägyptischen Riten und Mythologeme dar. Das Schicksal der Leiche und die jenseitige Zukunft des Toten hängen hier für immer zusammen, so daß man die bekannten Vorkehrungen mittels der Mumifizierung, der Ersatzköpfe, der Ka-Statuen, Pyramiden, Grabanlagen usw. traf, um das ewige Leben zu sichern. Nach unserem Urteil hat hier eine urzeitlich-magische Angst immer wieder die Ansätze einer ethischen Bedingung des zukünftigen Lebens, wie sie in dem Mythologem vom Totengericht ihren Niederschlag fand, zunichte gemacht[138]. Der Glaube an ein besonderes Totenreich hat die Menschen nicht von der Angst vor den ihnen schadenden Totengeistern befreit. So fehlte selbst in dem ägyptischen Weisheitsbuch des Ani aus der Zeit der großen, die Namen Amenophes und Thutmoses tragenden Pharaonen der 18. Dynastie der Rat nicht:

»Stelle das Gespenst (des Verstorbenen) zufrieden
und tue, was ihm gefällt.
Halte es rein, von dem, was es verabscheut.
Dann wirst du von seinen vielen Schädigungen verschont bleiben.
Denn von ihm kommt jedes Unheil ...«[139]

Die Frage, wie es zu einer solchen Belästigung durch die Totengeister kommen kann, soll uns im Interesse eines religionsgeschichtlichen Rundblicks eine babylonische Beschwörung beantworten:

»Ein Totengeist (eṭimmu)[140] hat sich eingestellt,
hat mich gefressen, aus meinem Körper möge er
gelöst werden, möge sich wenden ...
Gutes möge er essen, Gutes möge er trinken,
ein kleines Brot möge er essen, Kühles möge er trinken,
Wasser des Schlauches! Sei es, daß er ein fremder
Totengeist ist, dessen Namen niemand kennt,
sei es, ein herumrennender Totengeist, oder ein
wandernder Totengeist,
oder ein Totengeist eines, der in der Steppe liegt,
oder ein Totengeist eines, der im Wasser gestorben ist ...[141]

Wir brechen an dieser Stelle mit der Wiedergabe des Textes ab, weil uns inzwischen deutlich geworden ist, daß es sich um lauter Fälle unterbliebener Beisetzung handelt: Weil der Tote nicht ordnungsgemäß beigesetzt und keine Totenspenden erhalten hat, ist er unter Umständen bösartig geworden. Wir lassen uns diesen Schluß noch einmal durch die 12. Tafel des Gilgamesch-Epos bestätigen, weil dort das Los des ordnungsgemäß Bestatteten und des unbestattet Gebliebenen ausdrücklich kontrastiert wird:

»Sahst einen du, der fiel im Schlachtgetümmel?«
»Ich sah ihn: Seine Eltern stützen ihm
das Haupt, und es beweint ihn seine Gattin.«
»Sahst einen du, des' Leichnam in die Steppe
man warf (und nicht begrub)?« – »(Auch) diesen sah ich:

Nicht Rast noch Ruhe findet er im Hades!«[142]

Aber wir können auch in den Westen hinüberblicken, um, einmal auf das Phänomen aufmerksam geworden, es von der Ilias bis zur Äneis wiederzuentdecken[143]. Am eindrucksvollsten deutet es uns wohl Vergil in der Szene am Acheron:

»Hier die Gewässer und Ströme bewacht als grausiger Fährmann
Charon, strotzend von gräßlichem Schmutz: verwildert umwuchert
grau und struppig der Bart sein Kinn: starr glühn seine Augen,
schmutzig hängt von den Schultern herab am Knoten sein Umhang,
selber stößt er das Floß mit der Stange, bedient es mit Segeln,
fährt im eisenfarbigen Kahn die Toten hinüber,
hoch schon bejahrt, doch grünt noch frisch dem Gotte das Alter.
Hierhin drängt die ganze, am Ufer wimmelnde Menge
Mütter und Gatten und Leiber, gewaltige, adliger Recken,
nun dem Leben entrückt, und Knaben und bräutliche Mägdlein,
Jünglinge auch, auf den Holzstoß gebahrt vor Augen der Eltern:
zahlreich, wie in Wäldern beim ersten Froste des Herbstes
Blätter taumeln im Fall, oder wie landeinwärts vom hohen
Meere die Vögel schwärmen zuhauf, wenn Kälte des Jahres
über die See sie jagt und treibt in sonnige Lande.
Bittend standen sie da, als erste überzusetzen,
und sie streckten die Hände voll Sehnsucht zum anderen Ufer.
Aber der düstere Ferge nimmt auf bald diese, bald jene,
andere hält er weit entfernt vom sandigen Ufer.
Staunend fragte Aeneas, bestürzt vom wilden Getümmel:
›Sag mir, Jungfrau, was will zum Strom dies Drängen bedeuten?
Was verlangen die Seelen, nach welchem Unterschied weichen
diese vom Ufer, durchrudern die anderen bleigraue Fluten?‹
Ihm gab kurze Kunde die hochbejahrte Prophetin:

›Sohn des Anchises, echtester Sproß der Götter, du siehst des
Klagestromes schleichende Flut und den stygischen Pfuhl, bei
dessen Gottheit falsch zu schwören Götter sich fürchten.
Hier, was du siehst, dies Gewimmel ist hilflos, ohne ein Grab noch.
Jener Ferge ist Charon, die Rudernden dort sind Begrabne.
Und von einem Ufer des Grausens darf er sie nicht zum
anderen fahren durch murrende Flut, eh im Grab ihr Gebein ruht.
Hundert Jahre umirren sie flatternd hier die Gestade,
dann erst dürfen sie wiedersehn die ersehnten Gewässer.‹
Stehen blieb des Anchises Sohn und hemmte die Schritte,
grübelte tief, ihr hartes Los im Herzen beklagend«[144].

Man kann wohl folgern, daß sich in diesem Glauben an die rite vollzogene Bestattung als Bedingung des Einlasses in das Totenreich jedenfalls auch der steinzeitliche Glaube an den »lebenden Leichnam« durchhält[145].
Wenn wir uns nach dieser Umschau wieder dem Alten Testament zuwenden, werden wir einerseits sehr schnell der Tatsache inne, daß auch hier die Vorstellung vom »lebenden Leichnam« eine freilich ganz eigentümliche Verbindung mit der vom Aufenthalt der Totenseele im allen gemeinsamen Totenreich eingegangen ist. Denn während wir in den bisher bedachten Texten und Zusammenhängen auf die Bedeutung der rite vollzogenen Bestattung als Bedingung für den Übergang in das Schattenreich als solchen stießen und diesen jedenfalls bei den Griechen als endgültig betrachtet fanden, scheint sie in Israel vielmehr je nach ihrer Art als für das Schicksal im Schattenreich verantwortlich betrachtet worden zu sein[146]. Am einfachsten können wir uns dies am Beispiel des an den Patriarchen exemplifizierten Lebensideals verdeutlichen, hochbetagt und lebenssatt zu sterben und zu seinem Volke versammelt zu werden[147]. Die Bedeutung, die dem zweiten Element der geprägten Wendung zukommt, zeigt der Vergleich mit einer in den Königsbüchern begegnenden Formel, die dort längst ihre ursprüngliche Bedeutung verloren hat und zu einer euphemistischen Umschreibung des Sterbens geworden ist: »Da legte sich NN zu seinen Vätern«. Daß sie nicht mehr die Beisetzung im Familiengrab meint, zeigt z. B. 1 Kön 14,31, wo wie bei allen judäischen Königen auf diese Formel die Notiz über das Be-

gräbnis folgt: »und wurde bei seinen Vätern in der Davidsstadt begraben«. So dürfen wir folgern, daß das »zu seinem Volk versammelt werden« wie das »sich zu seinen Vätern legen« inzwischen zum Ausdruck der Gewißheit geworden ist, daß der im Familiengrab Beigesetzte auch in der Unterwelt im Kreise der Ahnen seine Ruhe findet[148]. Der Wert, der auf die tatsächlich im Ahnengrab erfolgte Beisetzung gelegt wird, und die Bedeutung, welche dieses noch für die Verbannten in der Fremde besaß, weisen auf die Korrespondenz zwischen dem Begräbnis und dem Schicksal in der Unterwelt hin[149]. Und wenn es für die Israeliten *einen* mit dem Tode verbundenen Hoffnungsschimmer gab, war es eben der, in seinem Tode leiblich und als Schatten in dem Geschlechterverband geborgen zu bleiben[149a].

Von dieser Voraussetzung her ist es verständlich, daß es für den Israeliten wie für den Menschen des Altertums überhaupt die denkbar schwerste Strafe war, wenn jemandem das ordnungsgemäße Begräbnis versagt wurde, seine Grabesruhe gestört, sein Leichnam oder seine Gebeine vernichtet wurden. Entsprechend war es die schwerste überhaupt denkbare Strafandrohung, wenn der Prophet Jeremia König Jojakim ein Eselsbegräbnis weissagte:

»So hat Jahwe gesprochen über Jojakim,
den Sohn des Josia, den König von Juda:
Man wird ihn nicht beklagen:
›Ach, mein Bruder!‹, ›Ach, meine Schwester!‹[150]
Man wird ihn nicht beklagen:
›Ach, Herr!‹, ›Ach, seine Majestät!‹ –
Ein Eselsbegräbnis erhält er,
wird fortgeschleift und hingeworfen
draußen vor den Toren Jerusalems!« Jer 22,18f.

Was das real bedeutet, malt Jer 36,30 aus: »Sein Leichnam wird der Hitze am Tage und dem Frost in der Nacht ausgesetzt sein!« Ein Esel wurde und wird im Orient eben nicht begraben; man wirft ihn bestenfalls auf den großen Abfallhaufen vor der Stadt oder läßt ihn einfach dort liegen, wo er verendet ist. Dürfen wir dem Zeugnis des benachbarten Phönizien trauen, konnte der Unbestattete nicht in die Unterwelt gelangen[151]. Und so würde es sich zweifellos im Horizont des vorderasiatisch-ägäischen Totenglaubens auch am besten einordnen lassen. Jes 14,4ff. wird uns jedoch zeigen, daß die Vorstellung mindestens nicht uneingeschränkt auf Israel ausgedehnt

werden darf[152]. Ein besonderes Schicksal stand nach israelitischem Glauben auch denen bevor, die als Fehlgeburten, Unbeschnittene, Hingerichtete, Vaterlose und wohl auch mißliebige oder verachtete Sklaven in das große Gemeinschaftsgrab vor den Toren der Stadt, das »Grab der Kinder des Volkes«, geworfen wurden, vgl. Jer 26,23; Ijob 3,16; 2 Kön 23,6[153], eine Einrichtung, die es z. B. auch im alten Rom gab[154]. Daß unbeschnitten oder auf dem Wege der Hinrichtung zu sterben als besonders unehrenhaft und schändlich galt, ahnt, wer das Drohwort gegen den König von Tyros ansieht, das eben in der Ankündigung gipfelt, er werde den Tod der Unbeschnittenen sterben, Ez 28,10, vgl. auch 31,18[155]. Daß es keineswegs allein um ein Ende im Massengrab, sondern gleichzeitig um eine entsprechende Zugesellung in der Unterwelt ging, zeigt die Klage über die »Höllenfahrt Ägyptens« in Ez 32,19–28[156]: Hier wird Ägypten wie Assur, Elam und MesechThubal im Gegensatz zu den in Ehren bestatteten und in Ehren in die Unterwelt gelangten Recken der Vorzeit das Schicksal der Unbeschnittenen und Hingerichteten prophezeit, die eben in der ehrlosen Gesellschaft, in die ihre Leichen geworfen werden, auch in der Unterwelt verharren müssen[157].
Auch die Störung der Grabesruhe bedeutete mehr als eine sentimental als Pietätlosigkeit und bedacht als ein Vergehen gegen die noch den sterblichen Überresten des Menschen als eines Selbstzwecks geschuldete Achtung gewertete Tat. Daß man sie als prophetische Drohung verwenden, vgl. Jer 8,1, in Grab- und Sarginschriften Phöniziens wie in Jerusalem unter Verwünschungen und Fluch stellen und als politische Strafe an den Königsgräbern eines besiegten Volkes vornehmen konnte[158], spricht schon für sich. Und in der Tat ist in einer assyrischen Königsinschrift ausdrücklich bezeugt, daß die Öffnung der Gruft, Aussetzung der Gebeine und ihr schließlicher Abtransport in das Land des Siegers die Ruhe der Totengeister stören sollte[159]. So fragt man sich, ob die Vernichtung der Leiche durch Hunde, 1 Kön 21,23; 2 Kön 9,3ff.[159a], ihre Verbrennung, Jos 7,25, und gar die Verbrennung der aus ihren Gräbern gerissenen Gebeine, Am 2,1, ebenfalls nur einen Eingriff in die Ruhe der Unterwelt oder eine Vernichtung der Totenseelen zur Folge haben sollte. Der Prophet Amos sah darin jedenfalls ein Vergehen, daß Gott mittels der Verbrennung der Städte der Übeltäter ahnden würde, Am 2,1ff. Eine über das Diesseits hinausgehende Bestrafung stand dem Menschen nach alttestamentlichem Glauben nicht zu[160]. Daher erklärt es sich auch, daß die Beisetzung eines

Toten im Judentum als ein Gott wohlgefälliges Werk galt, Tob 1,21[161].

In der einzigen im Alten Testament enthaltenen Unterweltszene tritt uns die Eigenart des israelitischen Totenglaubens mit seiner Korrespondenz zwischen dem Schicksal der Leiche und dem Schicksal im Totenreich noch einmal auf das eindrücklichste entgegen. Es handelt sich um das Spottlied über den Fall des Weltherrschers unter der Maske des vom Himmel auf die Erde gestürzten Morgensterns, Jes 14,4bff. Wir setzen mit der zweiten Strophe ein, die uns die Reaktion der Großen unter den Schatten miterleben läßt, die durch das triumphierende Erbeben der Unterwelt aus ihrem ewigen Schlaf aufgerüttelt worden sind:

»Die Unterwelt drunten tobt dir zu,
deiner Ankunft entgegen,
Stört deinetwegen die Schatten[162] auf,
alle Führer der Erde,
Jagd von ihren Thronen auf
alle Könige der Nationen.
Sie heben an
und sagen zu dir:
›Auch du bist erlegen wie wir,
uns gleich geworden?‹
Zur Unterwelt ward dein Prunken gestürzt,
der Schall deiner Leiern.
Unter dir sind Maden gebreitet,
deine Decke sind Würmer!«

Ist, so fragt sich der Leser, die Unterwelt für den Dichter in Wahrheit mit dem Grab identisch? Die folgende Strophe zeigt, daß der Herrscher tatsächlich in der Scheol angekommen ist:

»Wie bist du vom Himmel gefallen,
Glanzgestirn, Sohn des Morgendämmerns!
Wie bist du zu Boden geschmettert,
du Völkerbezwinger!
Du freilich dachtest in deinem Herzen:
›Zum Himmel will ich steigen,
Hoch über die Sterne Gottes
meinen Thron errichten,
Will sitzen auf dem Götterberg[163]
im äußersten Norden!
Aufsteigen will ich auf Wolkenhöh'n,
dem Höchsten gleichen!‹ –

Ja, in die Unterwelt wirst du gestürzt,
die unterste Grube!«

Also da, wo es in der dunklen Unterwelt ganz dunkel ist, und fern von allen, die in Ehren begraben worden sind, findet der Welttyrann sein Grab, weil er, so belehren uns die Schlußverse der dritten Strophe anders als die Könige der Völker

»grablos hingeworfen
wie ein verabscheuter Fall[164],
Bedeckt mit Erschlagenen, Schwertdurchbohrten[165],
wie ein zertretenes Aas«[166].

4. *Jahwe und die Toten*

»Es gibt kein Gedenken im Tode an dich,
wer könnte dich in der Unterwelt loben?«
Psalm 6,6

Als Jesus von den die Auferstehung der Toten als konservative Theologen leugnenden Sadduzäern in einem Streitgespräch in die Enge getrieben werden sollte, führte er das zunächst die Selbigkeit des sich den Erzvätern offenbarenden mit dem sich Mose am brennenden Dornbusch zu erkennen gebenden Gott betonende »Ich bin der Gott Abrahams und der Gott Isaaks und der Gott Jakobs«, Ex 3,6, als ein klares Schriftzeugnis dafür auf, daß sich Gott für keinen der Väter und also auch für keinen anderen Menschen im Tode verschlossen hat oder verschließen wird. »Gott«, so führte er seinen Schriftbeweis, »ist nicht der Toten, sondern der Lebendigen Gott«, Mk 12,26f.[167]. Diesem Schriftbeweis liegt neben seiner eigenen Glaubenserfahrung und Glaubensgewißheit ein bestimmtes Schriftverständnis zugrunde, das davon ausgeht, daß die Schrift als ganze neben der Offenbarung des für Israel geltenden Gotteswillens im Gesetz wesentlich Weissagung auf das Ende ist. In den dieser Überzeugung anhängenden Kreisen haben offenbar die Prophetenbücher ihre abschließende Gestalt erhalten, sind die Psalmen entsprechend überarbeitet worden und darüber hinaus manche Schriften entstanden, die später, von der Ausnahme des Danielbuches abgesehen, keine Aufnahme in den rabbinischen Kanon fanden und nur in einer Auswahl dem alexandrinischen, griechischen einverleibt wurden. Sie machen heute einen Teil der in den protestantischen Kirchen als Apokryphen, in den katholischen Kirchen zum Bestandteil des Alten Testaments gerechneten Bücher und schließlich und vor allem die sogenannten Pseudepigraphen, unter dem Namen oder als Bericht vom Leben, Leiden oder Sterben eines anerkannten Glaubenshelden umlaufenden Schriften, aus[168]. Sachlich ist die Grenze zwischen den kanonischen, die verbindliche Glaubenslehre begründenden, und den außerkanonischen Büchern fließend; doch ist den für die amtlichen Sammlungen verantwortlichen jüdischen und christlichen Vätern im ganzen ein hohes theologisches Qualitätsgefühl zu bescheinigen.

Wir entfalten dieses Stück biblischer Literaturgeschichte an dieser Stelle nicht deshalb, um den evangelischen Kirchen zu einem Überdenken ihrer Entscheidung für den hebräischen und gegen den griechischen alttestamentlichen Kanon Anstoß zu geben, sondern um ein historisches Verständnis dafür zu wekken, daß zwischen den nach unserer heutigen Einsicht in den Schriften der israelitischen Königszeit und in den ihrem Glaubensdenken verhaftet gebliebenen aus nachexilischer Zeit und der geistigen Welt, in die Jesus hineingewachsen ist, ein Unterschied besteht. Wir müssen das wissen, wenn im Folgenden von dem Verhältnis Jahwes zu den Toten die Rede ist und sich die Behauptung Jesu dabei in dem seinem Glauben entgegengesetzten Sinne füllt, daß der Gott Israels zunächst in der Tat nur ein Gott der Lebenden und nicht der Toten gewesen ist. Für Jesus war Gott mächtiger als für seine frühen Ahnen. Daher war er für ihn auch der Gott der Toten.

Der auf die alte Überlieferung zurückgreifende Schöpfungsbericht von Gen 1 ist in seiner sachlichen Gliederung so harmonisch und seiner Formelsprache so feierlich, daß wir dabei gar nicht bemerken, wie in ihm weder von der Erschaffung des Chaos noch einer Schöpfung der Unterwelt die Rede ist. Und so entspricht es altisraelitischem Glaubensdenken! Der Gott, der im Wetter einherfährt und im Himmel thront, Ps 104,3; 33,13f., ist der Herr dieser lichten, Himmel und Erde umspannenden Welt; und als solcher ist er der König über die ganze Erde, Ps 47,8. Aber er ist deshalb nicht auch schon der König der Unterwelt. Eine derartige Behauptung dürfte den Israeliten der Königszeit und des frühen Judentums so ungeheuerlich erschienen sein, als wenn jemand einem Griechen gegenüber Zeus, einem Kanaanäer gegenüber Baal oder einem Babylonier gegenüber Marduk-Bel als König der Unterwelt bezeichnet hätte[169]. – Die Griechen wußten davon zu erzählen, daß sich die drei Söhne des Kronos: Zeus, Poseidon und Hades das väterliche Erbe geteilt hätten. Dabei habe das Los Zeus den Himmel,

Poseidon das Meer und Hades die Unterwelt zugesprochen. Nur die Erde und der Götterberg des Olymps sollte allen gleichmäßig offen stehen. Aber auch hier hat sich de facto die Vorherrschaft des Zeus über die Erde durchgesetzt, Ilias XV, 185ff.[170]. Wohlgemerkt: Zeus besaß als Himmelsgott die Vor-, aber nicht die Alleinherrschaft, die Ober-, aber nicht die Allmacht[171]. Und nicht anders verhielt es sich zunächst auch mit Jahwe, ohne daß wir deshalb die sogleich deutlich werdenden Unterschiede zu verwischen brauchen. Die Kanaanäer, von denen die Israeliten vermutlich eine ganze Reihe ihrer Glaubensgedanken entlehnt haben, kannten keine Aufteilung der Welt unter ihre Götter im Sinne der Ilias, wohl aber einen sich im Wechsel der Jahreszeiten manifestierenden Kampf der Götter um die Herrschaft über die Erde: Der Wettergott Baal mußte sich dabei der Angriffe des Meeresgottes Jam erwehren und schließlich dem König der Unterwelt Mot in sein dunkles Reich folgen[172]. Jahwe hat nach der Festsetzung seiner Verehrer in Kanaan den Herrschaftsbereich Baals an sich gezogen und war damit zugleich zum Sieger über das aufbegehrende Meer geworden, vgl. Ps 93,2ff.; 24,1f. und Ijob 38,8ff. Da er vermutlich zuvor in die Rolle des Schöpfergottes und Vaters der Götter und Menschen El (»Gott«) hineingewachsen war, stand er im Unterschied zu Baal notwendig über dem Spiel der Naturkräfte und Mächte, rückten die Gottessiege an den Schöpfungsanfang, und wurden die ursprünglich göttlichen Elemente schließlich zum bloßen Material seines Schöpfungshandelns[173]. Aber so wie diese Machtergreifung und -entfaltung des vom Sinai kommenden Gottes über den kanaanäischen Kosmos seine Zeit brauchte, bedurfte es weiterer Schritte, bis er auch den »König des Schreckens«, Ijob 18,14, von seinem Thron stieß, um nun in der Tat der Gott der Lebenden und der Toten zu werden, wobei die Toten sich notwendig verwandelten.

Wenn Am 9,2 und Ps 139,8 die Unmöglichkeit betonen, sich vor Jahwe im Himmel oder in der Unterwelt zu verbergen, bleibt es angesichts dieses Spieles mit den dem Menschen unmöglichen Möglichkeiten zweifelhaft, ob sie mehr als die für den Menschen zu seinen Lebzeiten bestehende Unmöglichkeit, sich der Herrschaft Gottes zu entziehen, im Auge haben[174]. Zu ihr gehört es allerdings, daß Jahwe über Tod und Leben des Menschen verfügt, daß er, wie es in einem in seiner Bedeutung in erweiterten Horizonten erweiterungsfähigen Bekenntnis im Blick auf sein Schicksal bestimmendes Walten heißt, der ist

»der tötet und lebendig macht,
in die Unterwelt führt und wieder herauf.« 1 Sam 2,6

Und doch ist hier, übertragen wir den Satz in unser Weltverstehen, nicht an ein sich auf die Toten, sondern an ein sich auf in Lebensgefahr befindliche Menschen bezogenes Handeln gedacht. Wir begegnen hier wieder der für das israelitische Denken eigentümlichen Vorstellung, daß sich der schwerkranke oder sonst in Lebensgefahr befindliche Mensch schon in den Stricken des Todes verfangen hat oder in die Unterwelt gelangt ist, vgl. Ps 116,3.8; Ps 18,5f.17f.[175]. – Kein anderer als Jahwe entscheidet, ob der Kranke genesen, der Gefangene befreit, der Verfolgte gerettet wird oder ob sie sterben müssen; denn er liefert den Menschen dem Tode aus, Ijob 30,23. Aber diese Entscheidungsmacht über Tod und Leben machte ihn zunächst sowenig zum Herrn der Unterwelt wie Zeus, dessen entsprechende Vollmacht in dem Symbol seiner Waage Ausdruck findet. So heißt es in der Ilias in der Episode der Verfolgung des von Apoll gekräftigten Hektor durch Achilles im XXII. Gesang 208ff.:

»Als sie nun aber zum viertenmal an die Quellen gelangten,
Hob der göttliche Vater die Schale der goldenen Waage,
Legte hinein zwei Lose des allesvernichtenden Todes,
Eins für den Helden Achilleus und eins für den reisigen Hektor,
Faßte dann hoch in der Mitte die Waage, da sank in den Hades
Hektors Todestag – und Phoibos Apollon verließ ihn«[176].

Reichte Jahwes Macht wirklich nicht weiter? Man erinnert sich der in die Hiobdichtung nachträglich eingelegten Verse, die zur Erhöhung seiner Weisheit und Macht von seinem Erde und Wasser durchdringenden, bis in die Unterwelt reichenden Blick berichten, vor dem selbst die Totengeister[177] erzittern, Ijob 26,5f. Aber das dürfte wie Am 9,2 und Ps 139,8 eine Grenzaussage sein. Noch ist die Linie gewahrt, die den Gott, der sich in Licht wie ein Kleid hüllt, Ps 104,2, von dem Ort potenzierter Unreinheit scheidet.

Da der Tote auf die Seite der Unterwelt gehörte, dem König des Schreckens verfallen war, verunreinigte seine Berührung den Israeliten und machte ihn damit unfähig, am Gottesdienst teilzunehmen[178]. In diesem Sinne mag man zur Erläuterung des zwischen Jahwe und den Toten bestehenden Verhältnisses auch an die Abschiedsworte erinnern, die Euripides der Göttin Artemis unmittelbar vor dem Tode ihres Lieblings Hippolyt in den Mund legt: Sicher waltet hier eine Nähe zwischen Göttern und Menschen, wie sie dem sorgfältig die Distanz zwischen Gott und Kreatur wahrenden Alten Testament gefährlich erschienen wäre und die doch in eine Höhe aufsteigen konnte, von der die knappen Bemerkungen über den Zeus, der das Todeslos des Sohnes Sarpedon, dem ihn auf die von ihm selbst garantierte Ordnung verweisenden Einspruch der Hera gehorchend, nicht wenden darf, zeugen:

»Ihren Worten folgte der Vater der Götter und Menschen.
Blutige Tropfen streute er erdwärts nieder zu Ehren
Seines geliebten Sohnes, der in dem scholligen Troia
Fern vom Lande der Väter Patroklos sollte erliegen.«
Ilias XVI,458ff.

Gerade auf dem Hintergrund dieser Trauer und dieses Mitleids wird die Götter und Menschen auseinanderreißende Todesgrenze in den Worten der Artemis deutlich:

»Leb wohl! Ich muß es meiden, Sterbende zu sehn;
Mein Auge darf der Hauch des Todes nicht entweihn,
Und der verhaßte Augenblick ist nicht mehr fern«[179].

Das mag dem Christen, der das ›pater, in manus tuas commendo spiritum meum‹ für die ihm selbstverständlich offenstehende und ausdrücklich angebotene Möglichkeit hält[180], ungeheuerlich erscheinen, bleibt aber eben trotzdem für weite Bereiche der alten Religionen bezeichnend[181]: Der Tod zieht die Grenze zwischen den Göttern und den ihnen ergebenen und ihnen dienenden Menschen. Wenn sie sterbend in tiefe Bewußtlosigkeit fallen, scheiden sie also auch für Israel aus dem Herrschaftsbereich Jahwes aus, sind sie für ihn »uninteressant«, für den Zweck der Ausbreitung der Gottesherrschaft und Gottesgemeinschaft als der Erfüllung seiner Schöpfungs- und Erlösungsabsicht[182] untauglich geworden.

Da der sich auf eine Geschichte mit den Menschen einlassende Gott dieses Ziel nicht ohne des Menschen Antwort im öffentlichen Loben und Rühmen seiner Taten erreichen will, das ihren Charakter als *seiner* Taten überhaupt erst enthüllt[183], ist der Gott Israels auf das Gotteslob Israels wie des einzelnen Israeliten geradezu angewiesen. Daher kann ihn der einzelne in seiner Not an den Schaden erinnern, den ihm sein vorzeitiger Tod bereiten würde. So fragt ihn der Beter in Ps 30,10:

»Was nützt dir mein Blut,
wenn ich zur Grube fahre?
Lobt dich der Staub,
verkündet er deine Treue?«

Und noch andringender fleht ihn ein von Jugend an mit schwerem Leiden Geschlagener in Ps 88,11ff. an:

»Tust du an den Toten Wunder
oder stehen die Geister[184] auf, um dich zu preisen?
Erzählt man im Grab von deiner Güte,
von deiner Treue am Ort der Zerstörung?
Werden deine Wunder im Finstern bekannt,
deine Gerechtigkeit im Land des Vergessens?«

Die Antwort erteilen Ps 6,6 und 115,17f.:

»Es gibt kein Gedenken an dich im Tode;
wer könnte dich in der Unterwelt preisen?«

Und in scharfer, Tote und Lebende einander gegenüberstellenden und damit gleichzeitig Gott auf dieses sein Volk aufmerksam machender Weise schließt der 115. Psalm:

»Die Toten rühmen Jahwe nicht
noch alle, die ins Schweigen fahren.
Aber wir preisen Jach
von nun an bis in Ewigkeit!«

5. *Die Bitterkeit des Todes*

»Mein Gott, mein Gott, warum hast du mich verlassen?«
Psalm 22,2

In der Jugend bleibt die Tatsache, daß wir sterben müssen, für uns seltsam unwirklich: Auch wenn man durch den Verlust eines geliebten Menschen unmittelbar getroffen oder als Zeuge des Todes eines Altersgenossen um die Möglichkeit, schon jetzt und hier zu sterben, weiß, bleibt dies eigentümlich theoretisch: Selbst in Kriegszeiten rechnet man sich immer noch eine Überlebenschance aus. Die vom Verstande her überschaubaren, dem Menschen bestenfalls gegebenen Jahrzehnte erscheinen praktisch unbegrenzt, das Ende in weiter Ferne. Bleibt der Mensch in dieser Beziehung in gewisser Weise immer ein Illusionist, ändert sich das doch, wenn er die Vierzig erreicht hat. Die Mitte ist jedenfalls überschritten. Und unter dem Eindruck

wachsender Inanspruchnahme durch Beruf und Familie scheinen die Wochen, Monate und Jahre immer schneller davonzulaufen. Die Endlichkeit der uns zugemessenen Lebenszeit kommt unsentimentaler als mit achtzehn in den Blick und verlangt gebieterisch, mit sich selbst und seinen Plänen endgültig ins reine zu kommen. Sehnsucht nach Verjüngung und Neuanfang, geheimer Neid auf die Jungen, die doch kein anderes Los als ihre Vorfahren erwartet, stille Gelassenheit und herbe Bereitschaft zu gehen, können einander ablösen. Überdies wechseln seine Gefühle im Blick auf das von ihm einerseits ersehnte und andererseits gefürchtete Alter, das den Menschen vollenden wie vereinsamen und entstellen kann.
Wir bemerkten oben fast beiläufig, daß es des Israeliten Lebensideal war, alt und lebenssatt zu sterben[185]. Angesichts der erwarteten Todesnacht mußte ihm das kümmerlichste Leben gerade so, wie es die Odyssee dem Schatten des Achill in den Mund legte[186], immer noch begehrenswerter erscheinen:

»Süß ist das Licht und gut ist es für die Augen, die Sonne zu schauen;
ja wenn der Mensch Jahre die Fülle lebte, soll er sich an ihnen allen freuen
und denken an des Dunkels Tage, daß sie dauern. Alles, was kommt ist nichtig.«
Koh 11,7f.

Der gleiche Mann sah scharfsichtig die Lasten des Alters. Mit ihnen begründete er die an seine Schüler gerichtete Mahnung, sich ihrer Jugend zu freuen:

»Freue dich, Jüngling, an deiner Jugend
und sei frohgemut in den Tagen deiner Jugendkraft
und folge dem, was dein Herz begehrt
und was deine Augen erschauen,
und halte dein Herz von Kummer fern
und deinen Leib von Schaden frei;
ehe die schlimmen Tage kommen
und die Jahre nahen, von denen du sagst:
›Ich finde kein Gefallen an ihnen!‹;
ehe sich die Sonne verdunkelt,
das Licht des Mondes und der Sterne
und nach dem Regen nur Wolken aufziehen;
zu der Zeit, da die Wächter des Hauses zittern[187]
und die starken Männer sich krümmen[188],
und die Müllerinnen feiern, weil ihrer wenig sind[189],

und dunkel sind, die durchs Fenster schauen wollen[190];
und die Türen zur Straße verschlossen sind.
während das Lärmen der Mühle verklingt
und die Vogelstimmen verstummen
und alle Sängerinnen leiser klingen[191];
wenn man sich schon vor einem Hügel fürchtet
und vor den Mulden auf dem Weg erschrickt;
wenn der Mandelbaum blüht[191a],
sich die Heuschrecke dahinschleppt
und die Kaper zerspringt[192];
ehe die silberne Schnur zerreißt,
die goldene Schale zerspringt[192a],
der Krug an der Quelle zerbricht
und das Schöpfrad an der Zisterne zerfällt.«

Koh 11,9–12,6

Ein Grieche konnte angesichts dieser Erfahrungen wie der greise Sophokles die Folgerung ziehen, es sei töricht, sich ein allzu langes Leben zu wünschen; ja, er konnte im Rückblick auf den Kampf und die Mühsal eines langen Lebens zu der Einsicht kommen, es wäre für den Menschen das Beste, überhaupt nicht geboren zu sein:

»Wer die Mitte verschmäht,
Längeres Maß begehrt
Für sein Leben, er ist mir
Nur ein Diener der Torheit,
Denn die Länge der Zeit
Häuft doch nur Leiden auf Leid.
Freuden, wo sind sie,
Wenn ein Mensch noch übers Maß
Dahinlebt, bis endlich der Helfer erscheint,
Der allen gerecht wird,
Wenn der Hadesbote zur Hochzeit ruft
Ohne Leier und Tanz?
Tod ist das Ende.

Nie geboren zu sein:
Höheres denkt kein Geist!
Doch das Zweite ist dieses:
Schnell zu kehren zum Ursprung.
Jugendleichtsinn verweht,
Schon bricht das Leiden herein,
Mühsal und Schmerzen,
Neid und Streit und Kampf und Krieg

Und Morde, bis endlich das Schlimmste erscheint,
Das kraftlose Alter,
Das nicht Lob, nicht Liebe, kein Freund umgibt;
Nur das Übel der Welt
Gibt ihm Geleite.« Oidipus auf Kolonos 1213ff.[193]

Beim Prediger Salomo wird das im 3. Jahrhundert v. Chr. sein Jerusalemer Echo finden, aber für die selbst noch in der Krise des Judentums in der Begegnung mit dem hellenistischen Geist formende Kraft der eigenen Tradition zeugend bei dem Gedanken an die mit Gleichgültigkeit übergangenen Leiden der Unterdrückten:
»Zum anderen wandte ich meinen Blick allen Unterdrückungen zu, die unter der Sonne geschehen. Da gibt es die Tränen der Unterdrückten; aber keiner ist da, der sie tröstet. Sie leiden von der Hand ihrer Unterdrücker Gewalt; aber keiner ist da, der sie tröstet. Da lobte ich mir die Toten, die längst gestorben sind, vor den Lebenden, die noch leben müssen, und mehr als sie beide den, der erst gar nicht geboren ist; weil er das böse Treiben nicht sehen muß, das unter der Sonne geschieht«, Koh 4,1–3.
Aber das ist im Alten Testament die Grenzaussage eines Mannes, der in der Begegnung mit dem Hellenismus die Welt mit seinen eigenen Augen zu sehen und zu beurteilen gelernt hat[194]; selbst wenn es Vergleichbares in Gestalt der Verfluchung des eigenen Geburtstages als Ausdruck tiefster Verzweiflung schon längst gegeben hat[195].
Wenn wir aus dem Schweigen der Quellen den Schluß ziehen dürfen, erlaubten solche und andere Leiden es dem Menschen doch nicht, seinem Leben freiwillig ein Ende zu setzen. Vielleicht hätte auch der Israelit, nach den Gründen befragt, ähnlich wie der platonische Sokrates daran erinnert, es sei dem Menschen als dem Eigentum Gottes nicht erlaubt, sich dem geschuldeten Gottesdienst zu entziehen[196]. Mindestens *eine* Ausnahme machte der Israelit: Wenn einem Mann nur die Wahl zwischen einem sicheren Tod in Schande oder dem Freitod blieb, hatte er sich um seiner Ehre willen für den zweiten zu entscheiden, sei es daß er sich selbst, 1 Sam 31,4f.; 2 Sam 17,23; 1 Kön 16,18, vgl. auch Ri 16,28ff., sei es daß er sich mit Hilfe seines Waffenträgers entleibte, Ri 9,54[197]. Man braucht sich nur an die Verteidiger der Bergfeste Masada zu erinnern, die angesichts der römischen Eroberer erst ihre Frauen und Kinder, dann einander entleibten[198], wobei der jüdische Historiker dem

Anführer Eleazer die Worte in den Mund legt, Gott habe ihnen die Gnade erwiesen, gut und frei zu sterben[199]. – Der Jude faßte hier den Ehrbegriff wohl enger als der Grieche, für den, sofern er nicht durch Mysterienglauben oder philosophische Überzeugung anders gebunden war, die Worte des sophokleischen Aias stehen mögen:

»Nach langem Leben strebt kein Edler mehr,
Wenn sich sein Unglück nicht mehr wenden kann!
Sind das noch Freuden, wenn dich Tag um Tag
Dem Tode nähert und dem Tod entrückt?
Ich wüßte keinen Kaufpreis für den Mann,
Der sich an leeren Hoffnungen erwärmt.
Der Edle lebt in Ehren oder geht
In Ehren ab. Das war mein ganzes Wort.«

Sophokles, Aias, 473ff.[200]

Aber dieser ganze Lebensbereich kommt im Alten Testament seiner Eigenart gemäß eben nur am Rande zur Sprache. Nicht eine schließlich nur noch qualvolle Länge sondern eine in den Augen der Betroffenen allzu große Kürze des Lebens wird hier wieder und wieder beklagt. So wie der 90. Psalm das Volk als ganzes in V.10 die, gemessen an Gottes Ewigkeit erschütternde Flüchtigkeit des Menschen betrauern läßt:

»Unsere Lebenszeit währet siebzig Jahre,
und, wenn es hoch kommt, sind es achtzig Jahre;
aber ihr Stolz ist Mühsal und Harm;
ja, es schwindet eilends, und wir fliegen davon!«,

läßt er es in V.12 im Blick auf den göttlichen Zorn, der den in seiner Vergänglichkeit dem am Morgen nachwachsenden und am Abend schon wieder verdorrten Gras gleichenden Menschen (V.6) jederzeit vernichten kann, rufen:

»Unsre Tage zählen, das lehre (uns),
damit wir ein weises Herz einbringen!«

Der seiner Begrenztheit und Hinfälligkeit bewußte Mensch, das sich seiner Vergänglichkeit bewußte Volk, sie sollen die Lehre aus ihrer Ohnmacht ziehen und so leben, daß sie ihren Gott nicht zum Zorn reizen.
Und so ruft der offenbar schwer erkrankte Beter des 39. Psalms, den wir vorerst in Luthers unübertroffner Übersetzung zitieren wollen, Jahwe an:

»Aber, Herr, lehre doch mich,
daß es ein Ende mit mir haben muß
und mein Leben ein Ziel hat
und ich davon muß.
Siehe, meine Tage sind einer Hand breit bei dir,
und mein Leben ist wie nichts vor dir.
Wie gar nichts sind alle Menschen,
die doch so sicher leben!
Sie gehen daher wie ein Schemen
und machen sich viel vergebliche Unruhe;
sie sammeln, und wissen nicht,
wer es kriegen wird.
Nun Herr, wes soll ich mich trösten?
Ich hoffe auf dich.« V. 5ff.

Wieder und wieder betont er, daß er weiß, daß ihn Jahwes strafende Hand getroffen, ja die Schönheit seines Leibes durch das Leiden wie eine Motte zerstört hat, um sich in seiner Ohnmacht dem anzuvertrauen, der allein helfen kann:

»Erhöre mein Gebet, Jahwe,
und vernimm mein Schreien!
Zu meinen Tränen schweige nicht!
Denn ich bin ein Fremdling bei dir
und ein Beisasse wie alle meine Väter.
Blicke weg von mir, damit ich mich erhole,
ehe ich gehe und nicht mehr bin!« V. 13f.[201]

Ein spannenbreites, in seiner Flüchtigkeit dem südlichen Grase und dem Schatten gleiches Leben – diese Metaphern wollen nicht unter dem Eindruck der in Ps 90,10 genannten Höchstzahlen, sondern von Daten her verstanden werden, wie sie heute nur noch aus den Entwicklungsländern und hier zumal aus den ärmsten Afrikas gemeldet werden. Wie die Lebenserwartung des Menschen in alttestamentlicher Zeit aussah, mögen wir an einem freilich erst in das neutestamentliche Zeitalter gehörenden Beispiel ermessen. Im Jahre 1968 wurden auf der Giv^{c}at Ha-Mivtar, jetzt im Nordosten der Stadt Jerusalem, einst vor seinen Toren gelegen, vier Gräber untersucht, die dadurch traurige Berühmtheit erlangen sollten, weil in ihnen zum ersten Mal der archäologisch-anthropologische Nachweis einer Kreuzigung gelang[202]. Die Gräber sind zwischen der Mitte des 2. vorchristlichen und dem letzten Drittel des 1. nachchristlichen Jahrhunderts belegt worden. Die Untersuchung der Skelettreste von insgesamt 35 Personen ergab, daß

54 % keinesfalls das 25., 40 % das 35. Lebensjahr überschritten und nur 6 % älter als 60 Jahre wurden[203]. – Ich denke, daß sich auf diesem Hintergrund die andringenden Bitten des Psalters an den die Sünden der Menschen heimsuchenden Gott, dem Menschen ob seiner Vergänglichkeit gnädig zu sein, besser verstehen lassen. Und sicher begreift man von hier aus auch den überschwenglichen Jubel derer, die er genesen ließ und deren Dankgebet etwa mit den Worten des 103. Psalms lauten mochte:

»Preise Jahwe, meine Seele,
was in mir, seinen heiligen Namen!
Preise Jahwe, meine Seele,
nicht vergiß, was er dir Gutes getan!
Der all deine Sünden vergab,
der heilte all deine Gebrechen;
dein Leben von der Grube erlöst,
dich krönte mit Gnad und Erbarmen,
deine Seele sättigt mit Gutem,
daß dem Aar gleich neu wird deine Jugend!

Gerechtigkeit übt Jahwe,
und Recht an allen Gedrückten;
ließ wissen seine Wege Mose,
die Israelkinder sein Tun.
Barmherzig und gnädig ist Jahwe,
geduldig und reich an Güte;
er wird nicht immer hadern,
nicht ewiglich Zorn bewahren,
handelt nicht mit uns nach unsern Sünden
und vergilt uns nicht nach unsrer Schuld.
Nein, so hoch der Himmel über der Erde,
so hoch ist über seinen Frommen seine Gnade,
so fern der Morgen vom Abend,
läßt er unsre Übertretung von uns sein;
wie ein Vater über Kinder sich erbarmt,
so erbarmt sich Jahwe über seine Frommen.
Denn Er weiß, welch ein Gemächte
wir sind, gedenkt, daß wir Staub.
Der Mensch, wie Gras ist sein Leben,
wie des Feldes Blume so blüht er;
wenn der Wind drüber geht, ist sie nimmer,
und ihre Stätte kennt sie nicht mehr.
Doch die Gnade Jahwes währt ewig,

seine Gerechtigkeit auf Kindeskind
bei den Frommen, die seinen Bund halten,
seiner Gebote gedenken, sie zu tun.« V. 1–18[204]

Vermögen wir es uns vorzustellen, welcher Druck über sein körperliches Leiden hinaus auf einem Menschen lastete, der schwer erkrankt war und nun zu seiner leiblichen noch die seelische Qual zu tragen hatte, die Marter der bohrenden Frage, durch welche Übertretungen des Gotteswillens er dieses Leiden verschuldet hätte, während gleichzeitig seine Verwandtschaft und Freundschaft von dem sichtbar von Gott gezeichneten abrückte, um nicht ebenfalls seinen Zorn auf sich zu lenken[205]? Wenn Krankheit und früher Tod Jahwes Antwort auf des Menschen und vielleicht noch seiner Väter Schuld waren[206], – in welcher Zerknirschung und Verbitterung sah dann der Mensch seinem Ende entgegen? Und wie oft wird auf den qualvollen Schrei eines jungen oder mitten in seiner Vollkraft stehenden Mannes

»Mein Gott, mein Gott, warum hast du mich verlassen?«
Ps 22,2

wie ihn später die Zeugen dem Gekreuzigten als letztes Wort in den Mund legten, Mk 15,34, eine böse Stimme geantwortet haben:

»Hältst du noch immer an deiner Unsträflichkeit fest?
Fluche Gott – und stirb!« Ijob 2,9

Daß Krankheit Folge der Schuld, vorzeitiger Tod eine Folge von Übertretungen des heiligen Gotteswillens sein kann, – wer wollte das in einer Zeit, in welcher die Zusammenhänge zwischen Leib und Seele, Psychischem und Somatischem, neu in das Blickfeld treten, leugnen? Aber was wird aus dem Menschen, wenn man daraus eine Kasuistik macht und aus der Schwere seiner Leiden und aus seinem vorzeitigen Tod auf seine proportionale Schuld in diesem Leben zurückschließt? – Wer einmal Zeuge des Sterbens eines in diesen Vorstellungen gefangenen Menschen gewesen ist, weiß, daß es keine größere Bitterkeit des Todes gibt, als wenn er sich abquält und fragt: »Mein Gott, mein Gott, *warum* hast du *mich* verlassen?«

6. *Das Hiobproblem oder »Wo ist der Vater?«*

»Wie oft verlischt der Frevler Lampe,
überkommt sie ihr Verderben?«
Ijob 21,17

Der Historiker kann es sowenig wie irgendein Mensch wissen, wie oft sich ein Sterbender über diese Ideologie hinwegsetzte, weil er gelassen in dem Ruf Gottes seine Gegenwart erfuhr. So wahr Gott allen Zeiten am Ende gleich gegenwärtig ist, sollten wir es erwarten, daß es sich ereignet hat wie es sich auch heute unabhängig von den herrschenden religiösen und atheistischen Ideologien rund um den Erdball ereignet. Die Antwort auf die Frage, ob Gott ein Phantom oder der Herr unserer Wirklichkeit ist, hängt für den einzelnen notwendig damit zusammen, wie er die seit dem Ende des letzten Kapitels gegenwärtige Hiobfrage beantwortet, in der es um den Zusammenhang zwischen Tun und Ergehen, Leid und Gott und, sowie man es in einen theoretischen Zusammenhang bringt, um die Rechtfertigung Gottes, die Theodizee, geht, weil Gott als der Richter der ganzen Erde (Gen 18,25) auch dafür sorgen sollte, daß des Menschen Glückseligkeit seiner Würdigkeit entspreche[207]. – Der Name des biblischen Dulders »Hiob« fragt symbolisch und zugleich menschlicher wie kreatürlicher: »Wo ist (mein göttlicher) Vater?«[208]. Wo ist der göttliche Vater, wenn es geschehen kann, daß ein Gerechter derart leiden muß?
Es ist hier nicht der Ort, die literarische und theologische, geschweige denn die religionsgeschichtliche Vielschichtigkeit des Hiobbuches zu entfalten[209]. Es muß und kann in diesem Zusammenhang ausreichen, wenn wir statt dessen sogleich die zentrale Frage der die Kapitel 3,1–42,6 ausmachenden Hiobdichtung aufgreifen: Der Mann, den seine Freunde dank ihrer Befangenheit in der Überzeugung, daß es in dieser Welt kein unverdientes Leiden gibt und Gott noch jeden Schuldigen bestraft hat, nicht anders als einen Sünder betrachten können, hält ihnen eine Beobachtung entgegen, die offenbar den zur Zeit des Dichters geltenden Glaubensgedanken so schnurstracks zuwiderlief, daß er sie seinen Helden nur mit entsetztem Zittern vortragen läßt:

»Kehrt her zu mir! Vor Schreck verstummt,
die Hand legt auf den Mund!
Gedenk ich es, entsetz ich mich,
und Schauder packt mein Fleisch:

Warum bleiben Schuldige leben,
altern sie, erstarken gar an Kraft?
Ihr Same fest vor ihnen steht,
weit ihren Augen sich dehnt ihr Gesproß,
heil ihre Häuser, ohne Schreck.
Gottes Rute nicht ob ihnen!« Ijob 21,5–9[210]

Die folgende Feststellung über das Glück der Gottlosen wirkt geradezu wie die Umkehrung einer deuteronomischen Segensverheißung, vgl. Dtn 28,1ff.[211]. Den zentralen Stoß gegen die Lehre versetzt die statistische Frage:

»Wie oft verlöscht der Frevler Lampe,
überkommt sie ihr Verderben,
lost er im Zorn Verhängnisse zu?
Sind wie Häcksel sie vorm Wind,
wie Spreu, die fegt der Sturm dahin?« 21,17 f.

Und gleichzeitig wendet sich ein neues Selbstgefühl, das wir nicht ohne die innere Auseinandersetzung des Judentums mit dem Exilsgeschick verstehen können[212], in deren Verlauf sich der einzelne angesichts einer zu lange und zu unverhältnismäßig nachwirkenden Schuld der Väter und der durch die Exilierung und Zerstreuung mindestens teilweise bewirkten Auflösung der alten Sippenverbände und das Leben in einer heidnischen Umwelt als für sich selbst verantwortlich erfuhr, gegen die dogmatische Voraussetzung des apologetisch wo möglich noch verfestigteren Tun-Ergehenszusammenhanges. Als die späten Enkel zu spotten begannen:

»Die Väter pflegten saure Trauben zu essen,
und den Kindern sind die Zähne davon stumpf!«
Ez 18,2[213]

setzte ein sakralrechtlich orientierter Theologe des vermutlich schon späten 4. Jahrhunderts v. Chr. den Schuld und Strafe streng aneinander bindenden Satz entgegen: »Die Seele, die sündigt, soll sterben! Ein Sohn soll nicht die Schuld des Vaters, noch ein Vater die Schuld des Sohnes tragen. Die Gerechtigkeit soll nur über den Gerechten und die Gottlosigkeit nur über den Gottlosen kommen ... Darum will ich jeden von euch nach seinem Wandel richten, Haus Israel, lautet der Ausspruch des Herrn Jahwe«, Ez 18,20 und 30. – Wir unterstellen nicht, daß der Hiobdichter speziell diese Schrift kannte, sondern nur, daß er in Auseinandersetzungen hineingehört, wie sie sich auch in diesem Buche spiegeln. Die sich schließlich als Hiobs Gegner entpuppenden Freunde sind ihrer »weisheitlichen« Schulung gemäß viel »literarischer«[214]. Die religiöse Sippenhaft haben beide, der Sakralrechtler des Ezechielbuches und der Hiobdichter, aufgegeben:

»Nicht seinen Söhnen spar er sein Unheil,
ihm vergelt er, daß er es weiß,
sein Trugspiel sieht mit eignen Augen,
von Allwalts Grimmglut trinkt.
Denn: was kümmert ihn sein Haus nach ihm,
wenn abgeschnitten seiner Monde Zahl?« 21,19–21[215]

Damit ist ein Ausweg, das Problem zu lösen, abgeschnitten; vielleicht zu radikal; vielleicht zu emanzipatorisch, wenn wir die Wirklichkeit einer sich den Vätern verdankenden leiblichen Existenz bedenken. Aber die Absage entspricht dem Selbstverständnis und Gerechtigkeitsempfinden des Menschen, der auch und gerade vor Gott nur als er selbst verantwortlich sein kann. – Was bleibt dann von Gottes Gerechtigkeit übrig[216]? Nichts, aus dem der Mensch eine Regel ableiten könnte. Was herauskommt, klingt nihilistisch; und es wäre es, bliebe nicht das beharrliche Verlangen Hiobs, von Gott selbst gerechtfertigt zu werden:

»Der stirbt im Kern seines Vollstands,
gar sorglos und sicher,
prall seine Schenkel vom Fett,
getränkt seine Knochen mit Mark.
Und der da stirbt mit bittrer Seele,
des Guten hat er nicht genossen:
Zusammen ruhen sie im Staub,
beide bedeckt das Gewürm.« 21,23–26[215]

Die positive Antwort des schließlich im Wetter erscheinenden Gottes dreht den Spieß um: Der Mensch, der Gott mit Recht herausfordern zu können meint, ist in Wahrheit von Gott herausgefordert: Er bleibt Kreatur, Geschöpf, und kann als solche von den in seiner Schöpfung steckenden Geheimnissen immer nur ein Teil verstehen, obwohl alles von Gott sehr weise geordnet ist, Kapitel 38f. Inhaltlich ist das weithin teleologische, die Erscheinungen nicht von ihren Ursachen, sondern gemäß der Eigentümlichkeit des Lebens als eines sich selbst in leiblicher Gestalt als Selbstzweck erhaltenden Ganzen, mehr als seine Ursachen zu sein, ein mit Zielen und Zwecken rechnendes Denken, das dem modernen, in seinen Anwendungen so erfolgreichen kausalen ganz entgegengesetzt ist[217]. Gott ist der große

Teleologe; aber wären seine teloi, seine Ziele, vom Menschen ganz zu erfassen, wäre der nicht mehr Geschöpf, sondern dem Schöpfer gleich. Die Aufklärung des himmlischen Geheimnisses in der Rahmenerzählung bleibt, da Hiob von ihr nichts weiß und wissen kann, letztlich auf der Linie des Dichters, gibt dem sinnlos hereinbrechenden Leid aber nun doch einen dem Menschen verständlichen Sinn als Zeugnisleiden für die Würde zugleich Gottes und des Menschen[218]. Und so geht sie wohl in beidem, im Material und in der Antwort, über die Lösung des Dichters hinaus, bei dem man streiten mag, ob sie gleichsam aus akademischem Grübeln oder tatsächlich der Stille des sich vor dem in der Welt waltenden Geheimnis Gottes beugenden Menschen erwachsen ist. 42,6 spricht nicht unbedingt für die zweite Lösung.

Noch dünner und kälter wird die Luft, wenn wir uns dem Prediger zuwenden, dem Weisen, der sich den Königsmantel umwarf, um so von der höchsten nur denkbaren Warte die Möglichkeiten des Menschen zu erörtern. Dabei geht es ihm entscheidend um die Sinnfrage. Und einen Sinn könnte alles, was unter der Sonne geschieht, nur dann haben, wenn es nicht einem ewigen, ziellosen Kreislauf folgte, vgl. Koh 1,4ff., und der Mensch von all seinen Mühen etwas Bleibendes zurückbehielte. Der Weise redet kaufmännisch vom »Gewinn«, und vielleicht gibt er uns damit seinen eigentlichen Beruf zu erkennen. Was kommt dabei heraus? – Wer sich nicht an den Augenblick zu halten vermag, behält nichts in der Hand. Einen bleibenden Gewinn gibt es nicht. Und so kehrt er immer wieder zu dem »carpe diem«, »Ergreife den Tag!«, zurück, das wir bereits kennenlernten[218a]. Aber selbst diese Mahnung ist nicht ungebrochen. – Daß ihn das Unglück der Unterdrückten – vielleicht kannte er das Los der in den Bergwerken und Steinbrüchen rücksichtslos ausgebeuteten und zugrunde gerichteten Staatssklaven wenigstens vom Hörensagen[219] – zu der Einsicht brachte, daß die Toten glücklicher als die Lebenden und glücklicher als beide die Ungeborenen sind[220], wird voll erst auf dem Hintergrund seiner Überzeugung verständlich, daß ein Mensch in seinem Leben entgegen all seinen Wünschen und Bestrebungen mit allem zu rechnen hat. Die Zeiten sind von Gott inhaltlich qualifiziert. Und da der Mensch nicht weiß, was für eine Zeit auf ihn zukommt, können seine Pläne stets danebengreifen. Der Mensch ist wie ein Fisch, der sich im Netz, oder wie ein Vogel, der sich im Klappnetz verfängt, Koh 9,11f.:

»Wiederum sah ich unter der Sonne:
Die Schnellen gewinnen nicht den Lauf
noch die Helden die Schlacht,
auch nicht die Weisen Brot
noch auch die Verständigen Reichtum,
noch auch die Kundigen Gunst;
sondern Zeit und Geschick widerfährt ihnen allen.

Der Mensch kennt seine Zeit nicht. Wie Fische, die sich im Netz verfangen, wie Vögel, die im Klappnetz gefangen sind, – genau wie sie werden die Menschen zur Zeit des Unglücks verstrickt, wenn es plötzlich über sie hereinbricht«. So ist es in keiner Weise gesichert, daß sich der Mensch durch sein Wohlverhalten Gottes Wohlwollen erkauft. Gott bleibt auch hierin der unberechenbare Herr. So kann der Mensch letztlich nur die Tage so hinnehmen, wie sie ihm zugeteilt werden und d. h. die guten genießen und sich an den schlechten daran erinnern, daß sie ebenfalls von Gott gemacht sind, Koh 7,13f., vgl. 2,24–26.
Das bohrende Beobachten und Fragen hat den Prediger nicht glücklich gemacht. So hat er selbst im Blick auf das Streben nach Erkenntnis eingestanden:

»Wo viel Weisheit ist, ist viel Kummer,
und wer Erkenntnis mehrt, mehrt Leid.« Koh 1,18

Und im Blick auf das Ergebnis lautete sein Bekenntnis:

»All das versuchte ich mit Verstand[221]
Ich dachte: Ich will Einsicht[221] gewinnen!
Aber sie blieb mir fern.
Fern ist, was geschieht, und tief, tief:
Wer könnte es ergründen?« Koh 7,23f.

Sein Herz ist offensichtlich einem Endlichkeitsschock erlegen, so daß man versucht ist, sein »Alles ist eitel!« als eine durchscheinende Folie zu nehmen und darunter Nietzsches

»Denn alle Lust will Ewigkeit,
will tiefe, tiefe Ewigkeit!«

zu lesen. – Wer und was bleibt dabei Gott? Wir deuteten es schon an: Er wurde zu einem gänzlich unberechenbaren Despoten; und wenn man will, war das der eigentliche Ertrag seines Grübelns, daß dem Menschen in der Tatsache, daß er sich in der Gegenwart wie in der Zukunft letztlich selbst entzogen ist, Gott begegnet. Gott wird hier als die Macht erfahren, die dem Menschen seine unübersteigbaren Grenzen setzt. Und da der Prediger wie der Hiobdichter naturgemäß Teleologe ist, ist das von Gott so gewollt, damit der Mensch Gott fürchte, Koh 3,10–15.

Wenn man so will, haben der Hiobdichter und der Prediger ihre Gemeinde von einem alten Wahn zu heilen versucht. Aber man behält einen leisen Zweifel, ob sie mit ihrer Wahrheit glücklich geworden sind. Vielleicht konnte man mit ihr gelassener sterben als mit dem Vergeltungsglauben. Wie schwer es sein mußte, mit ihr zu leben, zeigen die melancholischen Züge des Koheletbuches. Der Prediger hat wohl um eine andere Möglichkeit gewußt, aber er wagte es nicht, sie ernst zu nehmen, weil sie sich mit seinem letztlich fatalistischen Glauben nicht zusammendenken ließ. Das hätte einen ganz anderen Ansatz erfordert. In seinen Augen war es bloße Anmaßung, wenn sich der Mensch für etwas Besseres als das Vieh hielt. Wie es in Wahrheit bestellt ist, sieht man nach seiner Meinung an den Gerichtsstätten, wo der, der sein Recht erwartet, dem Unrecht verfällt und mit Gottes Willen wie ein Stück Vieh endet, Koh 3,16ff.[222]. – Im Folgenden spielt der Prediger mit dem Doppelsinn des Wortes rùach, das den Odem wie den Geist bedeuten kann. In V. 19 ist es für ihn der eine Odem, der Mensch und Vieh gemeinsam ist. In der Frage von V. 21 hat er den Totengeist im Auge: »Wer weiß denn«, so räsoniert er, »ob der Geist der Menschenkinder selbst nach oben steigt, der Geist des Viehs selbst aber zur Erde hinabfährt?« Daß er in der Tat an ein Leben nach dem Tode denkt und diese Möglichkeit als bloße Spekulation in Frage stellen will, zeigt der hinter den erneut auftauchenden Gedanken des »carpe diem!« gestellte Schlußsatz:

> ». . . wer bringt ihn dahin, zu sehen
> auf das, was nach ihm sein wird?«[223]

Die skeptische Zurückhaltung gegenüber der Lösung des Problems der Gerechtigkeit Gottes mittels der Erwartung eines zukünftigen, den Ausgleich bringenden Lebens, ließ sich keine hundert Jahre in der Weise Kohelets durchhalten. Dafür stand sein Denken der Tradition seines Volkes zu skeptisch gegenüber. Jesus Sirach, den wir in den ersten beiden Jahrzehnten des 2. Jahrhunderts v. Chr. in Jerusalem suchen dürfen[224], kehrte zur Lösung der Väter zurück und zeigte darin, daß es eine einfache Repristination im Laufe der Geschichte in Zweifel gezogener Überzeugungen nicht geben kann; denn er deutete den alten Satz mit Hilfe eines griechischen Gedankens um: In der Tat bringt der Tod die Entscheidung; aber tatsächlich auch erst der Tod und der Tod allein. Er zeigt, wie es in Wahrheit um den Menschen bestellt war. Bis dahin gibt es für den Menschen keine Heilsgewißheit[225]:

»Der Segen des Herrn ist der Lohn der Frommen,
und in rascher Frist läßt er seinen Segen aufsprossen.
Sprich nicht: ›Welchen Vorteil habe ich,
und was wird von nun an mein Glück sein?‹
Sprich nicht: ›Ich habe genug,
und was kann mir von nun an Übles widerfahren?‹
Am Tage des Glücks gedenkt man nicht (mehr) des Unglücks,
und am Tage des Unglücks gedenkt niemand (mehr) des Glücks.
Denn leicht ist es vor dem Herrn am Tage, wo das Ende kommt,
dem Menschen nach seinem Wandel zu vergelten.
Das Unglück einer (einzigen) Stunde läßt das (frühere) Wohlleben vergessen,
und beim Lebensabschluß eines Menschen werden seine Taten offenbar.
Vor dem Tode preise niemanden glücklich,
und durch sein Ende wird der Mann erkannt werden.«

Sir 11,22–28[226]

Man hat wohl mit Recht festgestellt, daß Sirach den entscheidenden Schlußgedanken aus griechischer Tradition übernommen hat; ob er ihn als solonische oder sophokleische Maxime kennenlernte, mag offen bleiben[227]. Wir setzen sie in Hölderlins Übersetzung des »Oedipus der Tyrann«, 1528ff., an den Schluß:

»Darum schauet hin auf jenen, der zuletzt erscheint, den Tag,
Wer da sterblich ist, und preiset glücklich keinen, eh denn er,
An des Lebens Ziel gedrungen, Elend nicht erfahren hat«.

»Ihre Gebeine werden in der Erde ruhen,
aber ihr Geist wird viel Freude haben . . .«
Jubiläen 23,31

In seiner Abwehr der offenbar zu seiner Zeit in Jerusalem erörterten neuen Gedanken über das Leben nach dem Tode hatte der für uns hinter dem Pseudonym des Kohelet, des Predigers oder Versammlungsleiters, verborgene Lehrer[228] seine eigene Ansicht über die dem Menschen bleibenden Aussichten in den der Tradition verpflichteten Satz zusammengefaßt:

»Alles fährt an einen Ort.
Alles ist aus Staub entstanden
und alles kehrt zum Staub zurück.« 3,20, vgl. Gen 3,19[229]

Wir haben in anderem Zusammenhang auf seine Schilderung der Selbstvergessenheit und schließlich auch des Vergessenseins der Toten zurückgegriffen, um uns zu verdeutlichen, wie sich die Hebräer die toten Seelen in der Unterwelt vorstellten, vgl. Koh 9,4–6[230]. Durch die Skepsis des Predigers vorsichtiger gestimmt, blättern wir sein Büchlein noch einmal durch und bemerken nun, daß in keinem einzigen Satz ausdrücklich von der Unterwelt die Rede ist. Und wenn bei der Rede von der Rückkehr zum Staube dank der eigentümlich zwischen dem Aufenthalt im Grab und in der Scheol gedachten Korrespondenz grundsätzlich auch der Gedanke an diese mitschwingen konnte[231], bleibt dies doch beim Prediger fraglich. So ist ernsthaft ins Auge zu fassen, daß er das ganze gespenstische Schattenreich gestrichen hat: Für ihn geht der Mensch »in sein ewiges Haus« und d. h.: in sein Grab, Koh 12,5b[232]. Mehr ist über ihn nicht zu sagen.

»Ewig ist dies Haus, hier lieg' ich, und werd' hier auch stets sein!«

heißt es in einer römischen Grabinschrift[233]. Die Ansicht, daß es keine vom Leibe unabhängige Seele gebe, das Wort selbst sinnlos sei und die Tätigkeiten und Wahrnehmungen des Körpers allein auf der natürlichen Zusammensetzung seiner Teile beruhten, war eine schon von dem Aristotelesschüler Dikaiarchos notierte Meinung[234]. Und mit welcher Herablassung man in den gebildeten Kreisen der folgenden Jahrhunderte auf die Unterweltsvorstellungen der Dichter und des Volksglaubens blicken konnte, lassen uns Cicero[235] und Lukian ahnen[236].

Von den Voraussetzungen des israelitischen Glaubens an Gottes, sich im Leben des Menschen auswirkende Gerechtigkeit her war eine Reduktion, wie sie Kohelet im Rückzug auf rituelle Observanz[237] und ein durch Gottesfurcht bestimmtes Maßhalten vollzogen hatte, am Ende weder mit den auf dem Gehorsam gegen das Gesetz liegenden Segensverheißungen noch mit der Glaubensinbrunst der um einen gnädigen Gott ringenden Psalmen zu vereinen. Schließlich stellte die Religionsverfolgung bis hin zum Martyrium in den Tagen des Seleukiden Antiochos IV. Epiphanes an jeden einzelnen die Frage, was er von Gottes Treue hielte und wie es um Gottes Treue bestellt sei, wenn die Möglichkeit bestand, im Gegensatz zu allen Verheißungen durch den Gehorsam sein Leben zu verlieren und durch den Ungehorsam sein Leben zu erhalten[238]. *Die* Antwort des Judentums hat es im 2. vorchristlichen Jahrhundert auf diese Frage sowenig wie im vorhergehenden 3. oder in den folgenden Jahrhunderten gegeben, bis sich der pharisäische Auferstehungsglaube nach der Zerstörung des Tempels und der Ausschaltung der Sadduzäer durchsetzte[239].
Es fragt sich also, ob es uns noch möglich ist, die Stimmen derer zu hören, die aus den Beobachtungen des Predigers, daß sich Gottes Gerechtigkeit in diesem Leben nicht eindeutig manifestiert, eine andere Konsequenz zogen, indem sie die für seine Heimsuchungen bestehende Todesgrenze aufbrachen und ihm also auch das Schattenreich unterstellten. – Die unablässige Prüfung und Sichtung der alttestamentlichen Texte in den zurückliegenden zweihundert Jahren hat zu einem recht mageren Ergebnis geführt: Da die großartige Vision von der Wiederbelebung der Totengebeine im Ezechielbuch, vgl. Ez 37, 1–14, wiederum ein Beispiel für die in der Klage beheimatete, alle Lebensminderungen als Zugriffe oder Zustände des Todes verstehende Metaphorik ist, vgl. V. 11, muß man sie wohl aus der Reihe der sicheren Zeugnisse für den jüdischen Auferstehungsglauben ausscheiden[240], obwohl sie dazu beigetragen haben dürften, die Frage wach zu halten und schließlich in den pharisäischen Kreisen die Erwartung an die leibliche Auferstehung durchzusetzen[241]. Wie zentral sie ihrerseits auf den Glauben an Gottes Gerechtigkeit gegründet war, zeigt die Mischnastelle: »Ganz Israel hat einen Anteil an der künftigen Welt, denn es heißt: dein Volk besteht aus lauter Gerechten; für immer werden sie das Land in Besitz nehmen ...«, vgl. Jes 60,21. Und wie zentral sie für die Bewertung des Glaubens angesehen wurde, erweist die anschließende Feststellung: »Fol-

gende haben keinen Anteil an der zukünftigen Welt: Wer sagt, die Auferstehung der Toten befinde sich nicht in der Tora (d. h.: sei nicht in den Mosebüchern bezeugt), wer sagt, die Tora sei nicht vom Himmel, und der Gottesleugner«[242].
Viele Gelehrte gehen so weit, nur das 12. Kapitel des Danielbuches als eindeutiges Zeugnis für die Auferstehungshoffnung im Alten Testament gelten zu lassen[243]. Aber man ist bei diesem Urteil wohl doch zu restriktiv verfahren und hat die Bearbeitungszusätze in einigen Psalmen wie innerhalb der sogenannten Jesajaapokalypse, Jes 24–27, in ihrer Intention verkannt. An erster Stelle seien Ps 49,16 und 73,24ff. genannt, weil beide deutlich erkennen lassen, daß das Ringen mit dem Problem des Glücks der Gottlosen und dem Elend des Frommen und d. h. eben: mit dem Problem der Gerechtigkeit Gottes die dem alttestamentlichen Glauben traditionell gezogene Todesgrenze aufgerissen hat. Oder vielleicht sollten wir, von Ps 73 ermächtigt, eher umgekehrt formulieren: Weil man der Wirklichkeit und Wahrhaftigkeit Gottes und also auch seiner Treue sicherer war, als daß sie das Ärgernis ihrer statistischen Unerweisbarkeit und des eigenen Leidens hätte überwinden können, war es undenkbar, daß Gott die Verbindung mit den Seinen im Tode abreißen und damit der Bosheit auf dieser Erde das letzte Wort läßt. Das Ärgernis des Glücks der Gottlosen hatte Ps 49 wohl ursprünglich mittels des Zweischrittes gelöst, daß 1. alle Menschen sterblich und 2. also auch die gottlosen Reichen dahin müssen, vgl. V. 6–13.14–15 und 17–21. Der Psalm scheint sich also zunächst ganz in den traditionellen Grenzen des Jahweglaubens gehalten zu haben. Aber in V. 16 fügte ein Späterer die »neue Lösung« ein:

> »Aber Gott wird meine Seele (nafschi)[244] loskaufen
> aus der Gewalt der Unterwelt; denn er wird mich entrücken«.

Das Stichwort »entrücken« (lāqach) gibt in diesem Zusammenhang den Ausschlag, den Vordersatz nicht auf eine Rettung *vor*, sondern *aus* der Unterwelt zu beziehen[245]. Und ganz ähnlich verhält es sich im 73. Psalm: Die V. 18f. zeigen zur Genüge, daß es hier ursprünglich ebenfalls um das den Gottlosen bevorstehende innerweltliche Ende geht. Dann kommt V. 24b mit seiner im Urtext ungefügen Sprachgestalt und meldet darin wohl doch von zweiter Hand die »neue Lösung« an: »und darnach zur Herrlichkeit entrückst du mich«. Und dem entspricht V. 26 als Ausdruck einer Hoffnung, die den Tod überwindet:

»Mag schwinden mein Fleisch und mein Herz –
Fels meines Herzens und mein Teil ist Gott für immer!«[246]

Anders als bei Henoch und Elia handelt es sich in beiden Fällen nicht um eine Entrückung *vor*, sondern *aus* dem Tod. Und was hier auf den einzelnen bezogen blieb, das hat eine ebenfalls nachträglich in den 22. Psalm eingreifende Hand triumphal auf die ganze Menschheit ausgedehnt, indem sie die Toten in die Gottesherrschaft einbezog[247]:

»Denn Jahwe gehört die Königsherrschaft
und er herrscht über die Völker:
Ja ihn sollen anbeten alle, die in der Erde schlafen,
vor ihm sich beugen alle, die zum Staube fuhren«.

Eine spätere, für den jetzigen Text verantwortliche Hand hat durch eine Kontraktion des »ja ihn« und Veränderung eines weiteren Buchstabens die große Botschaft gelöscht. Als ob man den Psalm auf seinen vermeintlichen Verfasser David bezogen und seinen Tod als Widerlegung dieser Deutung gewertet hätte, folgt ein Nachsatz: »Aber seine Seele ist nicht lebendig geworden! Der Same wird ihm dienen!« – und bezeugt so noch einmal die Richtigkeit der Rekonstruktion.
Durch die Veröffentlichung der in Höhle 4 von Qumran am Toten Meer gefundenen aramäischen Handschriftenfragmente des Henochbuches ist nicht allein neues Licht auf Alter und Wachstum dieses Sammelwerkes[248], sondern auch auf die Geschichte der jüdischen Eschatologie und Apokalyptik im allgemeinen und die des Danielbuches und der eben besprochenen Psalmenstellen im besonderen gefallen. Bleiben bei diesen die Umstände der Rettung aus der Unterwelt im dunkeln, deutet auch die Weissagung im letzten Kapitel des Danielbuches die Dinge mehr an als sie sie preisgibt. Offenbar konnten die Verfasser dieser Texte bei ihren Zeitgenossen oder jedenfalls einem engeren Kreis der Adressaten die genaueren Kenntnisse voraussetzen, so daß sie sich mit diesen Anspielungen begnügen konnten. Der heutige Leser könnte bei ihrer Aufschlüsselung durchaus zu schnell bereit sein, die ihm geläufige und in der Tat vermutlich Ez 37,13b–14 und Jes 26,19[249] bezeugte realistisch-leibliche Auferstehung zu suchen, unter Umständen noch in der Form einer völligen Neuschöpfung wie sie eindeutig erstmals 2 Makk 7,28f., vgl. V. 11, belegt ist[250]. Davor könnte ihn schon Ps 49,16 warnen, da er mit der Rettung aus der Unterwelt offensichtlich an die Befreiung der Totenseele aus dem

Todesschlaf rechnet. Und daß man diese Vorstellung weder mit Sicherheit bei Jesus und schon gar nicht bei Paulus voraussetzen darf, zeigt ein Blick auf Mk 12,25[251] und 1 Kor 15,50, vgl. V. 35ff.[252]. Sollten sich auffällige Entsprechungen der genannten Texte und unter ihnen insbesondere des zwischen 166 und 165 entstandenen Danielkapitels mit den eschatologischen Vorstellungen des jedenfalls älteren Buches der Wächter, Hen 1–36, ergeben, werden wir befugt sein, die Dunkelheiten von dem älteren und im Fall der Psalmenzusätze vielleicht gleichzeitigen Henochbuch her zu interpretieren.

Dan 12,1–3 heißt es: »1 In jener Zeit wird Michael, der große Fürst, der über den Söhnen deines Volkes steht, hintreten; dann wird es eine Zeit der Bedrängnis geben, wie es sie seit dem Entstehen der Völker[253] bis in diese Zeit nicht gegeben hat. Und in dieser Zeit wird dein Volk gerettet werden, jeder, der im Buch verzeichnet gefunden wird. 2 Und viele von denen, die im Land, das aus Staub besteht, schlafen, werden erwachen; die einen zum ewigen Leben und die andren zur Schmach, zum ewigen Abscheu. 3 Aber die Weisen werden wie der Glanz der Himmelsfeste glänzen, und die viele zur Gerechtigkeit geführt haben, wie die Sterne immer und ewig.«

Dem Eingeweihten enthüllte sich hier ein Ausschnitt aus dem endzeitlichen, Völker und Kosmos umspannenden Drama, das nach der Überzeugung des Apokalyptikers bereits im vollen Gange war und in der allernächsten Zeit seinen Höhepunkt und Abschluß finden sollte, vgl. 11,40 und 12,11f. Im Zentrum der endgültigen Auseinandersetzung zwischen dem Gott Israels und den Weltmächten sollte der Zion stehen, vgl. 10,20f.; 11,45. In diesem Kampf steht Michael, einer der sieben, aus Hen 20, 1ff. bekannten Erzengel[254] für die Rettung des Gottesvolkes ein. Doch zeigt der Hinweis auf die im Himmelsbuch Verzeichneten, daß es dabei eine große Scheidung geben und also um ein letztes Gericht gehen wird, vgl. Hen 98,7f.[255]. Und so wie von den Lebenden nur ein Teil gerettet werden soll, soll es auch unter den vielen, die auferweckt werden, zu einer Scheidung kommen: Dem ewigen Leben, wir können ohne Zögern ergänzen: der Gottlosen und Abtrünnigen gegenüberstehen. Das Stichwort »Abscheu« weist dabei auf Jes 66,24 zurück, wo angedroht wird, daß sich in der Heilszeit die Jerusalempilger vor die Stadttore begeben, um dort die Leichname der Sünder zu betrachten, die dort allem Fleisch zum Abscheu ewig brennen und von den Würmern zerfressen werden. Andererseits wird den Weisen, bei denen es sich nach 11,33ff. um die geistigen

Führer der antihellenistischen Widerstandspartei und unter ihnen, der Physiognomie des Danielbuches entsprechend, vermutlich besonders um die Apokalyptiker, die Lehrer der eschatologischen Geschichtsgeheimnisse, handelt, die durch ihr Zeugnis die Wankenden in der Treue gegenüber dem väterlichen Gesetz und Glauben halten[256], eine sie bleibend auszeichnende strahlende Existenz versprochen. – Wie die Auferstehung erfolgt und warum nur viele auferstehen werden, wird nicht ausgeführt. Daß bei den im mit Staub bedeckten Lande nicht notwendig an die in ihren Gräbern ruhenden Toten zu denken ist, ergibt sich aus der gelegentlichen Verbindung des Staubes mit der Unterwelt[257]. Gewiß läßt sich nicht übersehen, daß das Interesse der eschatologischen Belehrung bei seinen Zeitgenossen liegt: Die Enthüllung des Schicksals der Gesetzestreuen wie der Abtrünnigen soll den erstgenannten ja dazu verhelfen, die Nöte der Gegenwart zu überstehen, ohne sich durch sie in ihrem Glauben an die Macht Jahwes irre machen zu lassen. Aber es könnte trotzdem voreilig sein, aus dieser Perspektive den Schluß zu ziehen, der Apokalyptiker denke bei den Vielen allein an die toten und lebenden Zeitgenossen der Religionskämpfe seit der Mitte der siebziger Jahre in Jerusalem[258].

Wenden wir uns nun der Eschatologie des henochitischen Wächterbuches zu, wie sie sich im Zuge der Erkundung des ganzen Kosmos durch den entrückten Urvater und hier zumal in Kapitel 22 und 24–27 enthüllt: Auf seiner kosmischen Reise gelangt er, so berichtet angeblich Henoch in Kapitel 22 selbst, fern im Westen zu einem gewaltigen Gebirge, in dem sich die Gelasse der Geister der Seelen der Toten befinden, in denen sie bis zum großen Gerichtstag aufbewahrt werden, 22,3f. Obwohl zunächst von vier Höhlen die Rede ist, von denen drei dunkel und eine erhellt und mit einer Quelle versehen ist, V. 2, ist später nur noch von drei derartigen Gelassen die Rede. Eines von ihnen ist für die schon zu Lebzeiten von dem Gericht getroffenen, ganz und gar gottlosen Sünder bestimmt. Da sie von ihrer Strafe bereits ereilt worden sind, werden sie nicht aus ihrer Höhle herauskommen und also auch nicht an der Auferstehung teilnehmen, vgl. 22,13. Eine weitere, wie die vorherige dunkle Höhle ist für die zu Lebzeiten nicht bestraften Sünder gedacht, die am großen Gerichtstag zu ewiger Pein verdammt werden, V. 10f. Und schließlich ist da noch die von einem leuchtenden Quell erhellte Abteilung für die Geister der Gerechten, 22,9. Mit Recht erinnern wir uns der Bitte des verstorbenen Reichen an den Vater Abraham aus dem Gleichnis vom reichen Mann und vom armen Lazarus Lk 16,24 und werden so dessen inne, daß man schon auf dem Wege war, die Totenseelen im Zwischenzustand zu beleben. – Bei der eingangs ins Auge gefaßten vierten Abteilung scheint es sich um eine Höhle für die unschuldig Erschlagenen und also auch die Märtyrer zu handeln, für welche der Geist Abels als Prototyp steht, vgl. Offb 6,9f.; Hebr 11,4. – Man kann beim Blick auf die ganze Schilderung kaum dem Schluß entgehen, daß hier ein älteres Dreihöhlenschema, das eine Einteilung in besondere Räume für die Guten, die Mittelmäßigen und die Bösen vornahm, dem eigenen Denken angepaßt worden ist, das einerseits der traditionellen scharfen Trennung zwischen den Frommen und den Gottlosen gemäß keine Verwendung für die Mittelgruppe hatte, über die erst weiter entschieden werden mußte, und andererseits dem Problem des Glücks der Gottlosen und des unschuldigen Leidens und Sterbens des Gerechten Rechnung zu tragen hatte.

Ehe wir nach den möglichen Anregungen für dieses Unterweltskonzept Ausschau halten, müssen wir die eschatologischen Erwartungen des Buches soweit verfolgen, als es sich dem Rahmen unsres Themas einfügt. Die Vexierfrage bei der Auslegung des 22. und des 24.–27. Kapitels besteht recht eigentlich darin, daß nicht recht deutlich wird, was aus den Seelen der Gerechten in ihrer lichten Höhle wird; ob sie in ihr verbleiben oder an das Tageslicht zurückkehren. Später wird zwar den Gerechten und Demütigen verheißen, daß sie von dem nach Jerusalem verpflanzten Baum aus dem Gottesgarten essen und länger als die Urväter, und d. h. mindestens tausend Jahre, vgl. Gen 5,20, aber keinesfalls ewig leben werden, Hen 25,4ff. Da man zögert, die gerechten Toten noch einmal sterben zu lassen[260], ist es nicht ausgeschlossen, daß der mit dem Schicksal der beim Eintreffen des Endgerichts Lebenden und der gottlosen Toten befaßte Erzähler hier etwas überging, vielleicht, weil er auch an dieser Stelle durch seine Vorlage bestimmt war[261]. Da er das Schicksal der in die verfluchte Schlucht vor den Toren Jerusalems geworfenen Verdammten so nachdrücklich und ganz im Sinne von Jes 66,24 ins Auge faßt, Hen 27, sollten wir ihm zutrauen, daß er auch über die Zukunft der gerechten Toten begründete Aussichten besaß. M. E. löst sich das Rätsel von Jubiläen 23 her. In diesem, in den letzten Jahrzehnten des 2. vorchristlichen Jahrhunderts geschriebenen, das 1. Buch Mose im Zeitgeschmack neu gestaltenden Buche, das man geradezu die »kleine Genesis« genannt hat[262], wird den Israeliten im Anschluß an eine gewaltige Verfolgung ein neuer Gesetzesgehorsam zugeschrieben, der ein bis auf tausend Jahre anwachsendes Lebensalter zur Folge hat, Jub 23,26ff.[263]. Während sich dieses neue Geschlecht schließlich gegen seine Feinde erhebt und sie vertreibt, 23,30, schauen die Gerechten dankbar zu und freuen sich in alle Ewigkeit an dem Gericht über ihre Feinde. Nun zeigt der folgende, 31. Vers eindeutig, daß es sich bei diesen Gerechten um die Geister der gerechten Toten handelt; denn es heißt hier: »Und ihre Gebeine werden in der Erde ruhen, und ihr Geist wird viel Freude haben, und sie werden erkennen, daß Gott es ist, der Gericht hält und Gnade übt an Hunderten und Tausenden und (zwar) an allen, die ihn lieben«, vgl. Ex 20,5f. Oder anders ausgedrückt: Die Geister der Gerechten werden am großen Gerichtstag aus ihrer Seelenkammer befreit, um nun als Geister ewig weiterzuleben. Und ähnlich erklärt der Verfasser des nur wenig jüngeren Henochbriefes, Hen 91–105[264], daß die Geister der Gerechten nicht vergehen, Hen 103,4, sondern wie die Lichter des Himmels leuchten und scheinen und ihnen die Pforte des Himmels aufgetan wird, wo sie wie die Engel große Freude haben werden, Hen 104,2.4. – Wie hatte Jesus zu den Sadduzäern gesagt? »Wenn sie von den Toten auferstehen werden, so werden sie nicht freien noch sich freien lassen, sondern sie sind wie die Engel im Himmel«, Mk 12,25.

Blicken wir auf Daniel 12,1–3 zurück, lösen sich schlagartig seine Rätsel: Weil die bereits gerichteten Bösen in ihrer Seelenkammer bleiben, werden nicht alle, sondern nur viele auferstehen[265]. Das sind eben auf der einen Seite die Geister der zu ihren Lebzeiten von der verdienten Strafe verschonten und zur ewigen Verdammnis bestimmten Gottlosen, auf der anderen die zum ewigen Leben bestimmten Geister der Gerechten. Unter ihnen erhalten allein die Lehrer eine verklärte Lichtgestalt. Aber nach dem bisher Gesagten unterliegt es wohl kaum einem Zweifel, daß sie alle ihre neue und endgültige Heimat im Himmel erhalten, vgl. Phil 3,20. – In der Jesajaapokalypse hat einer ihrer Leser nachträglich den Satz in 25,8 eingetragen: »Vernichten wird Er den Tod für immer«[266]. Damit hat er, sehen wir recht, eben die Hoffnungen bündig zusammenfassen wollen, deren Entstehen wir hier begleitet haben.

In dem vielleicht erst auf der Grenze von der Antike zum Mittelalter den Pilatusakten angefügten descensus ad inferos bricht der Gekreuzigte nach seinem Tode in den Hades ein, der sich dabei bis in seine letzten Winkel erhellt. Dann ergreift er mit seiner Rechten den Urvater Adam, richtet ihn auf und wendet sich an alle Toten: »Her zu mir alle, die ihr durch das Holz, nach dem dieser griff, sterben mußtet! Denn seht, ich erwecke euch alle wieder durch das Holz des Kreuzes. Darauf ließ er sie alle hinaus... Während er ging, folgten ihm die heiligen Väter und stimmten den Lobgesang an: Gesegnet sei, der da kommt im Namen des Herrn! Alleluja. Ihm gebührt Ehre und Lob von allen Heiligen«[267]. Und damit wissen wir, was die Kirche mit dem Satz »descendit ad inferna«, »hinabgestiegen in das Reich des Todes« meint.

8. Epilog: Wurzeln und Anstöße

> »Nun freilich starren Sinnes zu behaupten, daß das, was ich gesprochen habe, auch unbedingte Wahrheit sei, das schickt sich nicht für einen, der zu denken pflegt. Doch daß es um das Schicksal unserer Seelen und ihr Wohnen so oder ähnlich steht – das darf man, da die Seele unsterblich ist, mit Festigkeit vertreten und ist es wert, daß man den Glauben daran wage. Es ist ein wundervolles Wagnis und dies und ähnliches, das sollte man sich wie ein Zauberlied vorsingen, weshalb ich selbst so lange schon beim Vortrag meiner Dichtung weile.« Platon, Phaidon St 114d[268].

Wir hätten es bei den mit dem letzten Kapitel gewonnenen Einsichten bewenden lassen können, hatte sich doch mit ihnen der Kreis zu den uns eingangs beschäftigenden Erwartungen der Weisheit Salomos geschlossen, da unser ganzer Aufsatz gleichsam den historischen Kommentar zu seinem Trost darstellt, daß die Seelen der Gerechten sonder Qual in Gottes Hand sind, Weish 3,1[269]. Aber da sich die Frage, wie sich diese seit dem 3. Jahrhundert vor Christus im Judentum nachweisbare und letztlich den Namen der Unsterblichkeitshoffnung verdienende Erwartung zu dem Glaubenszeugnis der seine Anfänge bestimmenden Perser und Griechen verhält, bei der Untersuchung von Hen 22 selbst gestellt hat, soll ihr wenigstens anhangsweise und mit der auf diesem überaus schwierigen Feld gebotenen Vorsicht wie in diesem Rahmen gebotenen Kürze nachgegangen werden.

Die Perser sind für über zweihundert Jahre die Herren der

Juden gewesen. Es ist ausgeschlossen, daß es zu keinerlei direkten oder indirekten Berührungen mit ihrem Denken gekommen sein sollte[270]. Sucht man festzustellen, was die Perser auf dem Gebiet der Jenseitserwartungen den Juden überhaupt vermitteln konnten, steht man vor den Schwierigkeiten, die sich vor jedem auftürmen, der sich mit den in einem offenbar sehr verwickelten und keineswegs geklärten Traditionsprozeß entstandenen heiligen Schriften der Zoroastrier und Parsen, dem sogenannten Awesta, beschäftigen will[271]. Es ist daher nur unter großen Vorbehalten möglich, einen bestimmten Gedanken dem persischen Priesterpropheten Zarathustra oder wenigstens der vorsassanidischen Zeit zuzuschreiben. Daß die Gelehrten selbst in der Frage, ob der Religionsstifter um 1000 oder erst um 600 v. Chr. gelebt hat, uneins sind, wirft ein bezeichnendes Licht auf die Qualität der Befunde[272]. Aber auch der Ausweg, sich ganz auf die historisch datierbaren Aussagen griechischer Autoren zurückzuziehen, ist nicht ohne seine eigene Problematik; muß bei ihnen doch jeweils erst der tatsächliche Quellenwert unter Abzug aller Tendenzen und Inrechnungstellung etwaiger Mißverständnisse erwogen werden[273].
Auf der anderen Seite darf ähnlich, wie es in Kleinasien bereits hundert Jahre vor Alexander einen Hellenismus gegeben hat[274], den wirtschaftlichen und politischen Aktivitäten der Griechen im Ostmittelmeerbecken besonders im 5. und 4. Jahrhundert entsprechend auch für Palästina ein gewisser griechischer Kultureinfluß vor der Eroberung durch den Makedonen angenommen werden[275]. Über seine Vehemenz in hellenistischer Zeit geben die Zustände im Jerusalem des ersten Drittels des 2. Jahrhunderts hinreichende Auskunft[276]. – Wer sich das Problem der Entlehnungen fremder religiöser Ideen in seiner Spannweite von der Vermittlung eines Gedankens durch das geschriebene Wort über das Hörensagen bis hin zu dem aus seinem Zusammenhang gerissenen hingeworfenen oder aufgefangenen Wort, das in seinem Hörer eine Eigenbewegung auslöst, vergegenwärtigt, wird von vornherein vorsichtig gestimmt. Sieht man von den gesellschaftlichen Spitzen des Judentums etwa am Persischen Hof, vgl. Neh 1 f., und später in Jerusalem ab, wird man der eigenen religiösen Grundüberzeugung des Judentums gemäß kaum eine bewußte, fremdem Glauben geltende Neugier voraussetzen können. Selbst in den führenden Kreisen dürfte sie sich aus dem gleichen Grunde nur selten gefunden haben. Vergegenwärtigen wir uns zusätzlich, daß jedenfalls von der zoroastrischen wie von der griechisch-hellenistischen Literatur nur Fragmente

in dem einen und Ausschnitte in dem anderen Fall erhalten sind, werden die Erwartungen, etwaige Fremdeinflüsse zwingend nachweisen zu können, noch einmal reduziert.
Wollen wir die Auseinandersetzungen der Iranisten über die Frage vermeiden, ob Zarathustra einen eigentlichen Auferstehungsglauben oder erst eine Vorform vertrat[277], wird man sich dem Zweck unsrer Überlegungen gemäßer gleich an eine Zusammenstellung der Erwartungen halten, die sich vermutlich bei seinen Anhängern zwischen dem 6. vor- und dem 3. nachchristlichen Jahrhundert voraussetzen lassen: Wenn der Mensch gestorben war, mußte seine Seele vor ihren Richtern erscheinen und dann über die unendlich schmale Brücke der Entscheidung, die berühmte Tschinvat-Brücke, schreiten. Die Guten überstanden die Gefahr und gelangten unangefochten in das Reich des Lichts, während die Bösen in den Abgrund Ahrimans, des Geistes der Lüge, stürzten. Am Ende der letzten der dreimal dreitausend Jahre währenden, durch den Kampf zwischen Ahura Mazda, den weisen Herrn, und Ahriman ausgefüllten Weltperiode sollten die Toten auferstehen und einen Strom aus geschmolzenem Metall durchschreiten, wobei die Gerechten keinen Schmerz empfinden, die Bösen gereinigt und Ahriman samt allen bösen Mächten für immer vernichtet würden[278]. Eine auf den Historiker Theopomp von Chios aus dem 4. Jahrhundert v. Chr. zurückgehende, bei Plutarch erhaltene Notiz ergänzt das Bild dahingehend, daß die Auferstandenen keiner Nahrung bedürften und keinen Schatten würfen[279]. Man scheint ihnen also eine verklärte Leiblichkeit zugeschrieben zu haben. Als Besonderheit halten wir fest, daß die Iranier ein unmittelbar nach dem Tode stattfindendes Totengericht und eine sich am Ende der Weltperiode ereignende Totenreinigung erwarteten.
Denken wir an die Vielfalt griechischen Geisteslebens in Dichtung, Philosophie und Mysterienreligionen, ist einsichtig, daß jeder Versuch, in diesem Rahmen einen Gesamtüberblick über die nachhomerischen Entwicklungen des Totenglaubens zu geben, zum Scheitern verurteilt wäre. Überdies würde sich schnell erweisen, daß über die Fragen, was als orphisch, pythagoreisch, eleusinisch und platonisch zu gelten habe, nicht weniger gestritten wird als über die Geheimnisse des Awesta. Man darf wohl als gesichert unterstellen, daß im eleusinischen Mysterienglauben ein Unterschied zwischen dem nachtodlichen Schicksal des Eingeweihten und des Nichteingeweihten gemacht wurde[280]. Und ebenso darf man es als wahrscheinlich ansehen, daß die Vorstellung, die Seelen würden nach dem Tode zu

Sternen, auf den Pythagoreismus zurckgeht[281]. Dabei muß das Sternenmeer der Milchstraße eine besondere Rolle gespielt haben, ohne daß es mehr als eine Durchgangsstation der Seele im Kreis ihrer Geburten gewesen ist. Bei den Orphikern, die den Leib als Gefängnis der Seele betrachteten, spielten neben der Seelenwanderung offenbar die Unterweltsstrafen eine besondere Rolle[282]. Daß Platon von dem allem einen eigentümlichen und eigenwilligen Gebrauch bei der Ausgestaltung seiner Mythen gemacht hat, scheint sicher[283]. So läßt er die Seelen derer, die ein vollkommenes Leben geführt haben, in seinem Alterswerk, dem Timaios, aus dem Kreis der Geburten zu den Sternen als ihrer Heimat entrückt werden[283a]. Im Phaidon hatte er Sokrates berichten lassen, daß den Toten im Anschluß an das Gericht ein ihrem Leben entsprechender Aufenthaltsort zugewiesen wird: Die Mittelmäßigen sollten in den tiefblauen stygischen See als Läuterungsort gesandt werden, während die Frevler in den Tartaros geschleudert würden, um ihm nicht zu entgehen, bis ihnen die, an denen sie sich zu Lebzeiten vergangen hatten, verziehen hätten. Die aber ihr Leben auf dieser Erde als eine Bewährung verstanden haben, sollten, der Notwendigkeit zur Wiederverkörperung entrückt, zu den lichten Höhen der wahren Erde zurückkehren[284]. – In dem Maße, in dem sich in der Antike die Einsicht in die Kugelgestalt der Erde durchsetzte, blieb für die Unterwelt Homers und die seligen Inseln im fernen Westen kein Raum übrig. So hatte die astronomische Einsicht die Verlegung des Jenseits, der Unterwelt und der Gefilde der Seligen, in den Bereich der Gestirne zur Folge[285]. Denn die Glaubensgedanken können nur dann ihren transzendenten Gehalt bewahren, wenn sie dem Wissen um die Welt Rechnung tragen. Und vielleicht beruht nicht zuletzt darauf die Anziehung, welche der alte Reinkarnationsgedanke in der Gegenwart auszuüben vermag. –

Allein unsere Schlußüberlegungen gelten etwaigen Abhängigkeiten der jüdischen Eschatologie von den Glaubensgedanken ihrer Umwelt. Blicken wir auf die jüdischen Erwartungen zurück, zeichnet sich als deutlicher Unterschied gegenüber dem zoroastrischen wie dem griechischen Glauben an das Totengericht der jüdische an das Endgericht ab. Dabei bleibt Hen 22 unbestimmt, aufgrund welcher Entscheidung die Totenseelen in ihre unterschiedlichen Seelenkammer kommen[286]. Man kann allenfalls vermuten, daß es in der von Engeln bevölkerten himmlischen Welt des Apokalyptikers Engel wären, welche die Toten an den ihrem Leben gemäßen Ort brächten. Die Anregung zur Aufnahme der Vorstellung einer dreifach gegliederten Unterwelt könnte, wenn der Apokalyptiker von Hen 22 keine ältere, uns unbekannte jüdische Quelle verarbeitete, auf griechischen Einfluß und hier vielleicht auf eine orphische Unterweltsbeschreibung, eine Nekyia, zurückgehen, wobei die direkte oder indirekte Begegnung mit einem solche Lehren verkündenden orphischen Wanderprediger ausreichte[287]. – Der Glaube, daß die Vollendeten eine verklärte Lichtgestalt und himmlische Heimat erhalten, könnte vom Osten wie vom Westen vermittelt sein, sofern er sich nicht gar aus den Quellen eines sonst nicht bezeugten Volksglaubens speist. Daß die Geister der Toten am Ende der Tage aufwachen, ist eine jüdische, mit der Endgerichtserwartung zusammenhängende Lösung. Daß sie auferstehen, könnte der Osten zu bedenken gegeben haben. Die offene Frage, die sich im Blick auf die Weiterentwicklung des griechischen Jenseitsglaubens seit dem ausgehenden 6. Jahrhundert für den Religionsgeschichtler stellt, kehrt auch angesichts der Überwindung der Todesgrenze durch Israels Glauben wieder: Welche Bedeutung kommt der iranischen Religion als mittelbarer oder unmittelbarer Anregerin der Belebung der Hoffnung zu? – Anstöße werden freilich nur aufgenommen, wenn der Empfänger für sie reif und die angebotenen Lösungen letztlich auf dem eigenen Wege liegen. In dem Sinne blieb der jüdische Auferstehungsgedanke den eigenen Wurzeln verpflichtet.

B. Tod und Leben im Neuen Testament

1. *Die Macht des Todes*

a) Der Tod als unentrinnbares Schicksal

Jeder Mensch geht unaufhaltsam der Stunde seines Todes entgegen, die am Ende seines Lebensweges ihm schlägt. Vor diesem Geschick gibt es kein Entrinnen. Den Menschen der alten Welt war die bittere Erfahrung nur allzu deutlich bewußt: »Es ist den Menschen bestimmt, einmal zu sterben«, Hebr 9,27. Dieser Einsicht muß sich jedermann beugen, möchte er auch noch so gern die Augen vor ihr verschließen oder ihrem Zwang sich entziehen wollen. Zuletzt müssen doch alle Menschen den Tod erleiden. Aufbäumen gegen diese harte Wahrheit, stille Resignation, leise Trauer oder aber freudiger Genuß jedes Tages, der dem Menschen gegeben ist – in diesen Verhaltensweisen äußerte sich das Bewußtsein, daß alles Ding seine Zeit hat und niemand und nichts dem Tod davonlaufen kann[288].

Ratlosigkeit und Verlegenheit, die man angesichts des Todes nahestehender Menschen empfand, wurden in Grabinschriften festgehalten, die man den Verstorbenen widmete. Man rief den Toten nach »Leicht sei dir der Staub« oder »Zur ewigen Erinnerung« und wünschte ihnen, sie möchten in Frieden ruhen. Den einen erfaßt das Geschick heute, den anderen morgen, niemanden aber übergeht es. Alle Menschen müssen daher dem Tag entgegensehen, der einmal der letzte sein wird[289]. Aus dem zweiten Jahrhundert n. Chr. ist ein Trostbrief erhalten, den eine Ägypterin an Eltern schrieb, die ihren Sohn verloren hatten. Darin heißt es, sie trauere mit ihnen, wie sie einst über den Verlust des Seligen – ihres Mannes bzw. ihres Sohnes – geweint habe. Und dann wird fortgefahren: »Aber freilich, nichts kann man gegen so etwas machen. So tröstet euch denn gegenseitig«[290]. In ihrer Ratlosigkeit versagen der Briefschreiberin die Worte. Vom Leid überwältigt, verstummt sie und spricht einen Trost zu, der doch keiner ist; vermag doch niemand gegen das unerbittliche Schicksal etwas auszurichten.

Wer weiß, was der Tod ist, der hat auch den Sinn des Lebens begriffen. Der griechische Geschichtsschreiber Herodot berichtet, im alten Ägypten sei es üblich gewesen, bei einem festlichen Gastmahl eine hölzerne Nachbildung eines Toten in einem Sarg umherzutragen und allen Teilnehmern zu zeigen. Denn

sie sollten auf das Bild des Todes blicken und sich beim Trinken und Schmausen dessen bewußt sein, daß jeder von ihnen auch einst sterben werde, Herodot II,78. Nur wer an den Tod denkt und sich darüber im klaren ist, daß seine Tage enden müssen, wird auch die Freuden des Lebens in rechter Weise zu genießen wissen. An dieses Vorbild sollen sich – das möchte Herodot mit seiner Erzählung bewirken – auch die Griechen halten.
Gebildete Menschen erinnerten an das beispielhafte Verhalten des Sokrates, der im Angesicht des nahenden Todes in unerschütterlicher Ruhe mit seinen Schülern über Sterben und Vergehen, Leben und Unsterblichkeit sprach. Sein Ende schildert Platon im Dialog Phaidon und hebt rühmend hervor, daß er, »wie wir wohl sagen dürfen, von seinen Zeitgenossen, die wir kennengelernt haben, der beste und der einsichtigste und gerechteste überhaupt war«, 118a. Er verfiel nicht in trauerndes Klagen, sondern nahm das ihm auferlegte Geschick in hoheitsvoller Gelassenheit auf sich, war er doch von der Überzeugung getragen, Gott und die Idee des Lebens selbst, und was sonst noch unsterblich sei, werde niemals untergehen. »Tritt der Tod an den Menschen heran, so stirbt, wie es scheint, das Sterbliche an ihm, das Unsterbliche aber und Unvergängliche weicht vor dem Tod zurück und enteilt wohlbehalten«, Phaidon 106e. Aus dieser Erwartung erwuchs die Hoffnung, die Seele des Menschen möge unsterblich sein, sich im Augenblick des Todes aus dem vergehenden Leib lösen und in die himmlische Seligkeit hinaufschwingen, Phaidon 64c. Der Tod ist dem Menschen als ein natürliches Geschehen auferlegt, dem auch die Kreatur unterworfen ist. Aber im Sterben gelangt der Mensch erst zu seinem Ziel, weil nun die Seele in die Unsterblichkeit eingeht, für die sie bestimmt ist. Diese Überzeugung lebt als starke Hoffnung im Menschen, Phaidon 114cd. Sie erfüllt ihn und trägt ihn durch die schweren Stunden des Sterbens hindurch. Glaubt er an die Unsterblichkeit der Seele, so wird er den Tod nicht fürchten. Er wird vielmehr sein Leben so gestalten, daß die Seele ihrer wahren Bestimmung folgt und sein Wirken und Handeln bis zum letzten Augenblick leitet. Diese philosophische Lehre war in der alten Welt weit verbreitet und spendete vielen Menschen Trost.
Doch diesen Gedanken wurde widersprochen, weil sie nicht zwingend bewiesen werden konnten und deshalb Ausdruck einer ungewissen Erwartung bleiben mußten. War doch kein Bote aus der anderen Welt zurückgekommen, um zu berichten, wie es dort aussieht und was dort geschieht. In der Lehre des

Philosophen Epikur hieß es, im Tode löse sich der menschliche Körper in seine Bestandteile auf und falle auseinander, ohne daß etwas von ihm Bestand behalten könne. Da aber das, was sich auflöse, kein Empfinden mehr habe, gehe der Tod uns letztlich nichts an. Denn was kein Empfinden habe, betreffe uns auch nicht, Diogenes Laërtius X,139. So blieb es bei der nüchternen und hilflosen Feststellung, man könne eben gegen den Tod nichts machen. Trauer, Klagen und Weinen erfaßt die Hinterbliebenen, die eines Verwandten oder Freundes beraubt sind. Sie suchen das Leid zu überwinden, indem sie sich in die Fügung der Vorsehung schicken und ihre unbegreifliche Weisheit anerkennen[291].

Die stoische Philosophie hielt daher die Menschen dazu an, sich beizeiten innerlich vom Leben und seinen Gütern zu lösen, um dann unbeschwert Abschied nehmen zu können. Der Philosoph Epiktet faßte diesen Gedanken in ein anschauliches Bild: »Wenn du während einer Seereise, wenn das Schiff im Hafen liegt, ausgehst, um Wasser zu holen, so hebst du wohl nebenbei auch eine kleine Muschel oder Zwiebel vom Weg auf. Deine Gedanken aber mußt du auf das Schiff gerichtet haben. Du mußt fleißig zurückschauen, ob nicht etwa der Steuermann ruft. Und wenn er ruft, mußt du alle jene Dinge zurücklassen, damit du nicht gebunden hineingeworfen wirst wie die Schafe. So geht es auch im Leben. Wenn dir statt kleiner Zwiebeln oder Muscheln ein Weib oder ein Kindlein geschenkt wird, so wird nichts dagegen einzuwenden sein. Wenn aber jener Steuermann ruft, so eile zum Schiff und lasse alle jene Dinge zurück, ohne dich nur umzuschauen. Bist du aber ein Greis, entferne dich nicht weit vom Schiff, damit du nicht zurückbleibst, wenn jener ruft«, Enchiridion 7. Wer es fertig bringt, von allem bescheiden und maßvoll zu genießen und sich stets vor Augen zu halten, daß nichts ihm dauernd als Besitz zu eigen gegeben ist, der wird die Kunst zu üben wissen, des Todes als des Endes aller Dinge eingedenk zu bleiben und die Tage, die ihm gegeben sind, sinnvoll zu gestalten.

b) Der Tod als Gericht

In frommen Kreisen des spätantiken Judentums suchte man eine Erklärung für das Todesgeschick zu finden, indem man über das schuldhafte Verhalten Adams nachsann und seine Folgen bedachte. So führte man den Ursprung des Todes darauf zurück, daß Gott zwar den Menschen zum ewigen Leben geschaffen habe, aber durch den Neid des Teufels der Tod in die Welt gekommen sei, Weish 2,23f. Der Teufel verleitete die ersten Menschen dazu, Gottes Gebot zu übertreten, und öffnete dadurch dem Verhängnis des Todes die Tür. In verschiedenen Schriften, die vom herannahenden Ende dieser Welt und dem Anbruch der neuen Welt Gottes handeln, spielt die Frage eine Rolle, warum denn diese Welt unaufhaltsam dem Verderben entgegeneilt[292]. Die Antwort lautet, das Verhängnis habe mit Adam schon seinen Anfang genommen. Gott habe ihm ein einziges Gebot auferlegt – nämlich nicht von der einen verbotenen Frucht zu essen, Gen 2,16f.; 3,1–7 –, er aber habe es mißachtet. Dafür sei die Strafe als Gottes Gericht auf dem Fuße gefolgt. Denn Gott verordnete über ihn und über alle seine Nachkommen den Tod, 4 Esr 3,7. »Um seines bösen Herzens willen geriet der erste Adam in Sünde und Schuld, und ebenso alle, die von ihm geboren sind«, 4 Esr 3,21f. Voller Klage wird ausgerufen: »Ach Adam, was hast du getan! Als du sündigtest, kam dein Fall nicht nur auf dich, sondern auch auf uns, deine Nachkommen«, 4 Esr 7,118. Adam hat mithin den Tod in die Welt gebracht und die Jahre derer verkürzt, die von ihm abstammen, syr Bar 17,3. Damit wird eine Erklärung angeboten, die den Ursprung des Todesschicksals bestimmen soll. Doch bleibt rätselhaft, warum nicht nur Adam sterben mußte, sondern mit ihm alle Menschen dem Verhängnis unterworfen wurden. Eine Lösung möchte man durch folgende Überlegung finden: »Wenn Adam zuerst gesündigt und über alle den vorzeitigen Tod gebracht hat, so hat doch von denen, die von ihm abstammen, jeder einzelne sich selbst die zukünftige Pein zugezogen, und wiederum hat sich jeder einzelne von ihnen die zukünftige Herrlichkeit erwählt ... Adam ist also einzig und allein für sich selbst die Veranlassung, wir alle aber sind ein jeder für sich zum Adam geworden«, syr Bar 54,15.19[293]. Die jüdischen Schriftgelehrten suchen den dunklen Zusammenhang zwischen dem Todesgeschick und der Sündenschuld der Menschen aufzuhellen, indem sie den kurzen Lehrsatz formulierten: »Es gibt keinen Tod ohne Sünde und keine Leiden ohne Schuld«[294]. Dennoch gelang es nicht, einen logischen Ausgleich der widersprüchlichen Problematik zu finden. Denn auf der einen Seite wurde gesagt, durch Adams Ungehorsam sei der Tod über die ganze Menschheit gebracht worden. Auf der anderen Seite aber wurde nicht behauptet, das böse Beispiel Adams habe bewirkt, daß über alle seine Nachkommen auch ein Zwang zum Sündigen gekommen sei. Unentrinnbar ist für alle Menschen der Tod, nicht aber die böse Tat. Damit bleibt das Problem gestellt, wie sich Sünde und Tod, Schuld und Schicksal zueinander verhalten.

c) Der Tod in der Welt

Der Apostel Paulus, dessen Briefe die ältesten literarischen Dokumente im Kreis der neutestamentlichen Schriften sind, knüpft an diese Überlegungen an und führt sie im fünften Kapitel seines Briefes an die Römer fort[295]. Um die universale Weite des Heils aufzuzeigen, das durch Christus bewirkt wurde, vergleicht er es mit dem Unheil, das einst mit Adams Tat begonnen hat und seither über allen Menschen schicksalhaft lastet. Dabei bildet nicht die Frage nach der Macht des Todes den Ausgangspunkt der Gedankenführung, sondern umgekehrt: Paulus argumentiert von der unermeßlichen Größe des Heils her und stellt ihr das Gegenbild der durch Adam repräsentierten Menschheit gegenüber. Weil das Licht, das mit Christus in die Welt gekommen ist, das Dunkel erhellt, darum treten auch die bisher verborgenen Züge deutlicher heraus, als man zuvor hatte bemerken können. Paulus beschreibt daher zunächst die Herrschaft, die Sünde und Tod von Adam an über die gesamte Menschheit gewonnen haben, 5,12–14. Dann schließt er einen weiteren Gedankenschritt an, in dem er den Unterschied zwischen Adam und Christus aufzeigt. Zwar hat der eine wie der andere ein Geschehen ausgelöst, das die ganze Menschheit fortan bestimmt. Aber dabei handelt es sich um höchst unterschiedliche Vorgänge und Wirkungen, die von ihnen ausgingen. Denn Gerechtigkeit und Leben, die mit Christus angehoben haben, reichen unendlich viel weiter als Sünde und Tod, die durch Adam Eingang in die Welt gefunden hatten, 5,15–17. Unter dieser – freilich wesentlichen – Einschränkung wird dann die Gegenüberstellung von Adam und Christus weitergeführt, indem dem Schicksal, das einst über alle Menschen kam, nun Leben und Gerechtigkeit entgegengesetzt werden, die mit Christus gekommen sind, 5,18f. Die beiden letzten Sätze des Abschnitts runden den Gedankengang ab und preisen das unbegreifliche Übermaß der Gnade, die über Sünde, Gesetz und Tod triumphiert, 5,20f.

Der Tod kam durch Adams Tat in die Welt, 1 Kor 15,21, – diesen Satz, den jüdische Lehre formuliert hatte, setzt Paulus voraus und stimmt ihm zu. Zugleich aber führt er diese Aussage weiter, indem er sie im Licht der Christusbotschaft wesentlich vertieft. Die Gedanken folgen so dicht aufeinander, daß das Satzgefüge zerbricht und unvollendet bleibt: »Wie darum durch einen Menschen die Sünde in die Welt kam und durch die Sünde der Tod und so zu allen Menschen der Tod gelangte, weil sie alle sündigten« – Paulus vermag die überschwere Last der Aussagen nicht mehr zusammenzubinden, sondern setzt noch einmal neu ein, um die universale Herrschaft des Todes mit Hilfe einer weiteren Überlegung zu beschreiben.

Was ist am Anfang geschehen? Am Anfang steht für Paulus die Gestalt Adams. Er war der Mensch, der aus der Hand des Schöpfers hervorging, und ist daher als Repräsentant aller Menschen zu betrachten. Dabei redet Paulus in äußerster Dichte der Argumentation. In seinem einleitenden Satz nennt er lediglich den einen Menschen, ohne von seinem Verhalten und seinem Ungehorsam zu sprechen. Davon ist erst später die Rede, V. 18f. Es genügt, auf Adam hinzuweisen, um sich sogleich dessen bewußt zu sein, was sich in seiner Geschichte begeben hat. Paulus spricht hier zuerst von der Sünde und nennt danach den Tod. Nur selten bedient er sich der sonst allgemein üblichen Rede von den Sünden, die als Übertretungen göttlicher Gebote verstanden werden. Vielmehr verschärft er den Begriff der Sünde, indem er von ihr durchweg in der Einzahl spricht und darunter die Gewalt versteht, die von Adam an ihre Zwingherrschaft über alle Menschen aufgerichtet hat. Ihr sind alle unterworfen, ohne sich ihr entziehen zu können.

Diese Macht aber kam nicht allein, sondern mit ihr kam auch der Tod in die Welt. Mit diesem Satz nimmt Paulus die apokalyptischen Vorstellungen vom Ursprung des Todesverhängnisses auf, aber er geht zugleich wesentlich über sie hinaus. Denn an erster Stelle nennt er die Sünde und spricht von ihrer unwiderstehlichen Herrschaft über die Welt. Muß dieses Schicksal, das über alle Menschen verhängt ist, als unentrinnbar bezeichnet werden, so ereignet sich doch zugleich die Sünde im schuldhaften Handeln jedes einzelnen Menschen. Deshalb fügt der Apostel hinzu: »weil sie alle sündigten«. Was in Adams Ungehorsam geschah, vollzieht sich also im Ungehorsam jedes einzelnen Menschen immer wieder aufs neue. Er findet sich auf der einen Seite immer schon in einer schicksalhaft vorgegebenen Bestimmtheit vor. Auf der anderen Seite aber empört er sich durch sein eigenes Verhalten ständig gegen Gottes Gebot und Weisung. Aus diesem Kreis von Verhängnis und Schuld vermag sich kein Mensch zu lösen. Der Beweis dafür wird durch das Todesgeschick erbracht, das über allen Menschen ohne Ausnahme liegt. Zwar möchte jemand einwenden, Sünde könne doch nur festgestellt werden, wenn es ein geschriebenes Gesetz gibt, an dem sie gemessen werden kann. Aber auch ehe Israel das Gesetz am Sinai empfing, war die Sünde als regierende Gewalt bereits in aller Welt mächtig, V. 13. Denn alle Nachfahren Adams standen unter der Auswirkung seiner Übertretung, aus der sie sich nicht zu lösen vermochten, V. 14.

In solcher Radikalität hatte man nirgendwo im Judentum von der Sünde und dem mit ihr verbundenen Todesgeschick gesprochen. Man machte geltend, daß es unter den Menschen einzelne Gerechte gab, die Gottes Gebot wirklich gehalten und somit dargetan haben, daß es eine allgemeine Knechtschaft unter der Sünde nicht gibt. Konnten doch immerhin die Entrückung des Mose oder die Himmelfahrt des Elia beweisen, daß diese Frommen Israels dem Tod entronnen und unmittelbar in die himmlische Welt hinaufgehoben wurden. Paulus aber kennt keine Ausnahme. Alle Menschen sind der Sünde und dem Tod unterworfen. Mit diesem Satz will Paulus nicht einer durch und durch pessimistischen Weltanschauung Ausdruck geben. Er will nicht in abgrundtiefer Skepsis über das Wesen des Menschen sprechen. Sondern er denkt vom Kreuz Christi her und erkennt, daß die Macht der Sünde und des Todes alle Menschen versklavt hatte, so daß niemand sich aus dieser Gefangenschaft zu befreien vermochte. Sünde und Tod hatten sich dabei der Hilfe des Gesetzes bedient, um ihre Herrschaft schlechterdings unwiderstehlich zu machen. Aber »Gott hat seinen Sohn gesandt in der Gestalt des der Sünde unterworfenen Fleisches und um der Sünde willen und hat die Sünde am Fleisch gerichtet«, Röm 8,3. Das heißt: Christus ist Mensch geworden und damit in den Herrschaftsbereich der Sünde und des Todes eingetreten. Er blieb jedoch Gott gehorsam und wurde nicht ungehorsam wie Adam und alle seine Nachkommen. So ging er seinen Weg bis zum Tod, den er am Kreuz erlitt, Phil 2,8, und hat dadurch die Sünde auf ihrem eigenen Feld bezwungen. »Es war ein wunderlicher Krieg, da Tod und Leben rungen; das Leben behielt den Sieg, es hat den Tod verschlungen. Die Schrift hat verkündet das, wie ein Tod den andern fraß, ein Spott aus dem Tod ist worden« – so singt Martin Luther im Osterlied und trifft damit genau den Sinn der paulinischen Gedanken.

Christus hat durch seinen Tod den Tod besiegt, der von Adam an sein unwiderstehliches Regiment in der Welt ausübte. Deshalb wird allein vom Kreuz Christi her offenbar, was Sünde und Tod in Wahrheit sind. Paulus denkt dabei nicht daran, daß die Sünde als ein böses Erbe naturhaft von einer Generation an die nächste weitergereicht würde. Sondern Sünde ist Feindschaft gegen Gott, Röm 8,7, in der sich die Menschen immer schon befinden. Zugleich aber ist diese Feindschaft jeweils ihre Schuld, mit der sie sich gegen Gott auflehnen. Der Tod wird als der angemessene Sold dafür gezahlt, Röm 6,23. Unter dem Tod wird dabei nicht nur das physische Sterben verstanden, dem alle Lebewesen unterworfen sind. Sondern der Tod bezeichnet darüber hinaus die Gottesferne, in der alles Denken und Tun, Leben und Wirken der Menschen letztlich der Nichtigkeit anheimfällt.

Daß alle Menschen sterben müssen, ist nicht einfach als natürliches Ende zu begreifen, dem nun einmal keine Kreatur entrinnen kann. Der Tod ist vielmehr nicht aus dem Zusammenhang menschlicher Schuld zu lösen. Weil der Mensch ohne Gott leben und eigenmächtig den Sinn seines Lebens aus eigenem Vermögen gewinnen und gestalten will, weil er sich gegen Gott empört oder ihn sogar leugnet, darum verfällt er dem Gericht und muß sterben. Im Tod wird darum geradezu die Schuld der Menschen, durch die sie von Gott geschieden sind, sichtbar gemacht[296].

Adam aber ist ein »Typus des Kommenden«, V. 14. Paulus nennt damit den ersten Menschen ein Gegenbild des letzten, ja mehr: Er betrachtet die Menschheit nicht mehr unter dem Vorzeichen Adams und des Verhängnisses, das er ausgelöst hat. Sondern er blickt vom Kreuz Christi her auf die Welt, die nunmehr im Zeichen der Herrschaft Christi steht. Christus ist daher das Bild, Adam das Gegenbild. Wie Adam einst durch sein Verhalten zugleich das Geschick aller Menschen bestimmte, so ist nun durch Christus etwas geschehen, was alle Welt betrifft.

Im damaligen Judentum hatte man über die schicksalhafte Gestalt des ersten Menschen oft nachgesonnen. Und in philosophischen und religiösen Überlegungen der hellenistischen Welt hatte man sich über die Erscheinung eines Urmenschen, der am Anfang allen menschlichen Lebens stand, viele Gedanken gemacht. Am Ende aber sollte ein himmlischer Erlöser erscheinen, der die geknechteten Menschen befreien sollte. Doch in diesen unterschiedlich ausgeprägten Bildern findet sich kein unmittelbares Vorbild, das Paulus einfach hätte übernehmen können. Er bedient sich vielmehr in großer Freiheit der einen oder anderen Vorstellung, die ihm vorgegeben war, und wandelt sie ab, so daß sie seiner Argumentation dienstbar wird. So hat er die apokalyptischen Sätze, die von dem durch Adam ausgelösten Todesverhältnis handeln, aufgenommen und in seine Gedankenführung eingefügt. Dadurch hat er sie wesentlich verändert, weil er sie nun zur Auslegung und Entfaltung der Christusbotschaft verwendet[297]. In ihrem Licht erschließt sich ihm ein ganz neues Verständnis der Geschichte Adams und aller seiner Nachfahren. Wie durch Adam der Tod in die Welt kam, so durch Christus das Leben. Das bedeutet, daß durch den Tod Jesu Christi der Tod entmachtet, ja getötet worden ist. Denn weil die Herrschaft der Sünde gebrochen ist, darum ist dem Tod sein Stachel genommen, durch den er die Menschen niederzwang und knechtete[298].

Nur weil er von der Kraft der Auferstehung und des Lebens weiß, die mit Christus angehoben hat, kann Paulus in solcher Schärfe von der Macht des Todes sprechen, die in der Welt herrscht. Können Christus und Adam einander vergleichend gegenübergestellt werden, weil der eine wie der andere ein Geschehen ausgelöst hat, das alle Welt verändert und prägend bestimmt hat, so wird dabei doch zugleich ein wesentlicher Unterschied deutlich, der den Vergleich geradezu als unzureichend erscheinen lassen muß. Der Apostel schränkt daher die Gegenüberstellung von Adam und Christus ein, indem er in den Versen 15–17 ausführt, daß beide letztlich unvergleichlich sind. Ließ sich auf dem Hintergrund des Unheils, das Adam verursacht hat, die weltweite Bedeutung der Heilstat Christi darstellen, so muß doch nun gesagt werden, daß diese jenes bei weitem übertrifft. Adams Sündentat entspricht daher letztlich nicht Christi Gnadentat, V. 15. Die Heilsgabe kann nicht einfach mit der Wirkung verglichen werden, die von der Sündentat ausging, V. 16. Und das Todesverhängnis, das der eine Adam auslöste, läßt sich letztlich nicht dem Leben und der Gerechtigkeit gegenüberstellen, die durch den einen Jesus Christus zur Herrschaft gekommen sind, V. 17. Nur durch ein steigerndes »um wieviel mehr« kann die Gegenüberstellung aufrechterhalten bleiben. Durch die Übertretung des einen Menschen ist es dazu gekommen, daß alle sterben müssen. Aber der Gnadenerweis Gottes und die Gnadengabe des einen Menschen Jesus Christus ist allen nur um so reichlicher zugewandt. Durch die Tat des Ungehorsams des einen Menschen ist der Tod zur Herrschaft gelangt. Aber um so gewisser werden durch den einen Jesus Christus diejenigen zur Herrschaft gelangen, die die Fülle der Gnade und der Gabe der Rechtfertigung empfangen haben. Dem Regiment des Todes, dem alle Menschen infolge der Tat

Adams unterworfen wurden, wird das bei weitem umfassendere Regiment der Gnade und des Lebens gegenübergestellt, das mit Christus angehoben hat. Dabei ist auf der einen Seite von der Herrschaft des Todes die Rede. Auf der anderen Seite aber wird die Herrschaft der Gnade personal verstanden. Denn es heißt, daß diejenigen, die zu Christus gehören, mit ihm die Herrschaft antreten. Nicht erst in einer fernen Zukunft, in der die kommende Welt an die Stelle dieser von Sünde und Tod gezeichneten Welt treten wird, sondern schon jetzt ist das Reich der Gnade aufgerichtet. Nicht mehr auf Nichtigkeit, sondern auf Gerechtigkeit lautet nun das Urteil über dem Leben der Menschen. Diese Wirkung tritt freilich nicht zwangsläufig ein wie die Folge der Tat Adams, die als tödliches Verderben über alle Menschen kam. Sondern die Gnadengabe will angenommen, die Gerechtigkeit will im Glauben empfangen sein. So wird der Schritt von der Seite Adams auf die Seite Christi vollzogen, um vom Tod zum Leben hinüberzugelangen. Von dieser Alternative hängt die letzte Entscheidung ab: Adam oder Christus. Kein Mensch vermag sich ihr fortan zu entziehen. Denn niemand steht so am Anfang, daß sie ihm nicht bereits vorgegeben wäre. Daher ist nunmehr die ganze Welt durch diese Alternative bestimmt und muß im Leben jedes einzelnen Menschen die Auseinandersetzung zwischen ihnen ausgetragen und entschieden werden[299].

Nachdem Paulus diese Alternative aufgezeigt hat, kann er nun den Gedankengang zum Abschluß bringen. Hat die Sünde den Tod eingetragen und ihre Zwingherrschaft mit Hilfe des Gesetzes über alle Welt aufgerichtet, so muß erst recht die Gnade kraft der Rechtfertigung zum ewigen Leben herrschen durch Jesus Christus, unseren Herrn, V. 21. Damit hebt der Apostel noch einmal hervor, daß er den Tod im Licht des Lebens, die Nichtigkeit von der Gerechtigkeit her in den Blick nimmt, die durch Christus in die Welt gekommen ist. Er leugnet nicht, daß weiterhin jeder Mensch dem leiblichen Tod unterworfen bleibt und sterben muß. Er bestreitet jedoch mit aller Entschiedenheit, daß dieser Tod noch als Verlorenheit und Gottesferne begriffen werden dürfte. Tod und Leben stehen vielmehr im Zeichen der Zugehörigkeit zum gekreuzigten und auferstandenen Christus. Christus hat seine Herrschaft über alle Welt begründet und will die Seinen in sie hineinnehmen. Der Apostel will die unvergleichliche Herrlichkeit des Lebens und seine schlechthin überwindende Kraft hervorheben und mißt sie daher an der größten Macht, die es bis dahin in der Welt gab: der Macht der

Sünde und des Todes. Doch auch diese Gewalten verblassen angesichts der überwältigenden Größe der Gnadengabe, die Gott der Welt in Christus zugewandt hat. Damit gibt Paulus deutlich zu erkennen, daß er in seinen Überlegungen über Tod und Leben, über Adam und Christus das urchristliche Bekenntnis zum gekreuzigten und auferstandenen Herrn auslegt und die Folgerungen aufzeigt, die daraus für Glauben, Lieben und Hoffen der Christen zu ziehen sind. Denn christliche Predigt rückt Tod und Leben in den Horizont der alles verwandelnden Wende, die mit dem Sterben und Auferstehen Jesu Christi gekommen ist. Wenn sie daher von Tod und Leben spricht, so geht sie nicht nur auf Grunderfahrungen menschlicher Existenz und die Frage nach dem Sinn alles menschlichen Geschicks überhaupt ein. Sondern indem von Tod und Leben die Rede ist, muß von der Mitte christlichen Glaubens gesprochen werden. Denn die christliche Verkündigung sagt, daß durch den Tod Jesu Christi die Macht des Todes zugleich aufgedeckt und zerbrochen worden ist. Was aber damit am Kreuz Jesu Christi entschieden worden ist, das ist in der Auferweckung Jesu Christi von den Toten offenbar geworden[300]. Im Sterben und Auferstehen Jesu Christi hat sich also ein Ereignis zugetragen, durch das ein von Grund auf neues Verständnis von Tod und Leben erschlossen ist.

2. *Tod und Auferstehung Jesu Christi*

a) Bekenntnis und Verkündigung der ersten Christenheit

Den Inhalt der ältesten christlichen Predigt gibt der Apostel Paulus zu Beginn des 15. Kapitels seines ersten Briefes an die Gemeinde in Korinth an. Seine Ausführungen über die Auferstehung der Toten leitet er ein, indem er die Korinther an die Botschaft erinnert, die er ihnen einst gebracht hat und die sie im Glauben angenommen haben. Ihre Sätze hat der Apostel nicht selbst formuliert. Sondern er hat sie bereits von denen übernommen, die vor ihm Christen waren und ihm die Botschaft von Kreuz und Auferstehung Jesu Christi ausgerichtet haben. Da Paulus ausdrücklich bemerkt, er habe an die Korinther weitergegeben, was er seinerseits empfangen hatte, reicht die von ihm angeführte Überlieferung bis in die ersten Anfänge der Christenheit zurück. Ihr Inhalt lautet:

»daß Christus gestorben ist für unsere Sünden nach den Schriften und daß er begraben wurde;
daß Christus auferweckt wurde am dritten Tage nach den Schriften und daß er dem Kephas erschien, dann den Zwölfen«. 1 Kor 15,3–5

Das Zitat, auf das der Apostel mit der von ihm vorangeschickten Einleitung aufmerksam macht, endet an dieser Stelle, V. 5. Danach wird neu eingesetzt und die Reihe der Zeugen fortgeführt, denen der Auferstandene gleichfalls erschienen ist, V. 6ff. Die überkommene Formulierung des einen Evangeliums, von dem die Kirche lebt, ist in klar gegliederte Sätze gefaßt. Zwei längeren Aussagen, die vom Tod und von der Auferstehung Christi handeln, ist jeweils eine kürzere Wendung an die Seite gestellt, die einerseits vom Grab Jesu, andererseits von den Erscheinungen des Auferstandenen spricht[301].
Die urchristliche Verkündigung nennt Kreuz und Auferstehung Jesu Christi als das eine Heilsereignis. Denn nur in unlöslicher Zusammengehörigkeit und in engster gegenseitiger Bezogenheit werden das Sterben Jesu und seine Auferweckung recht verstanden. Weil Christus aus dem Tod erweckt wurde, darum eignet seinem Sterben die Kraft, Heil zu begründen und zu spenden, 1 Kor 15,17. Ohne Ostern würde der Karfreitag nur das Ende von Jesu Weg bedeuten, nicht aber Erlösung und Leben bewirken. Jesus von Nazaret wird jedoch nicht trotz des Todes, den er erleiden mußte, als der Christus verkündigt, sondern gerade wegen seines Todes als der Messias bekannt. Der Gekreuzigte aber ist nicht im Tod geblieben, sondern am dritten Tag auferweckt worden. Weil der auferstandene und erhöhte Herr identisch ist mit dem historischen Jesus, darum spricht die christliche Gemeinde nicht lediglich von einem Ereignis der Vergangenheit. Sie gibt vielmehr von diesem Geschehen Kunde in der Gewißheit, daß der gekreuzigte Jesus von Nazaret der lebendige Herr ist, der in aller Welt als der Christus Gottes verkündigt wird.
Daß der Christus – d. h. der Messias Israels – als ein elender und leidender Mensch am Kreuz sein Leben beenden sollte, daß er starb inmitten von Verbrechern, ausgestoßen aus der heiligen Stadt – diese Nachricht stand in schroffem Widerspruch zur damaligen Messiaserwartung, die in den verschiedenen Kreisen des Judentums recht unterschiedliche Ausprägungen erhalten

hatte. Während im jüdischen Volk die meisten Menschen auf den gesalbten König hofften, der als ein zweiter David erscheinen und den Glanz Israels wiederherstellen sollte, erwarteten einige Gruppen einen Propheten wie Mose oder einen Hohenpriester der Endzeit, der Israel reinigen und für Gottes neue Welt bereiten sollte. Ganz anders geartet war das in apokalyptischen Farben entworfene Bild, das auf einen himmlischen Menschensohn hinwies, der auf Wolken herabkommen und zum Gericht über die Gottlosen und zur Befreiung der Gerechten erscheinen sollte. Doch so unterschiedlich diese Anschauungen über den Messias und die Zeit des Heils auch waren, sie haben alle das eine gemeinsam: der von Gott Gesalbte werde als ein Herrscher und Richter auftreten, der die Niedrigkeit Israels aufhebt, die Heiden vertreibt und das Reich der Herrlichkeit begründet. Nirgendwo ist von einem leidenden Messias die Rede, der um der Sünden des Volkes willen Schmach und Tod auf sich laden würde. Denn da, wo das Verhältnis des Menschen zu Gott allein durch das Gesetz bestimmt ist, wo man nach der Gerechtigkeit unter dem Gesetz fragt und außerhalb des göttlichen Gesetzes keinen anderen Weg zum Heil kennt, kann für einen leidenden Messias, der die Schuld anderer auf sich nimmt, kein Platz sein. Bei jüdischen Hörern mußte daher der Satz Befremden und Widerspruch hervorrufen: Der Christus ist um unserer Sünden willen gestorben.

Um unserer Sünden willen – damit ist gesagt, daß unsere Sünden, die durch unsere Schuld entstandene Ferne von Gott, die Ursache dafür waren, daß der Messias leiden und sterben mußte. Er trat in die Lücke ein, die wir nicht zu schließen vermochten. Das aber tat er, um uns die Last abzunehmen, damit wir frei würden. Daß Christus wirklich den Kelch des Leidens bis zur Neige ausgekostet hat, unterstreicht die Erwähnung des Grabes: »Und er wurde begraben.« Er ist also unseren Tod gestorben und in ein Grab gelegt worden, wie wir alle sterben müssen und begraben werden.

Wie aber konnte es geschehen, daß der Messias nicht in Glanz und Herrlichkeit auftrat, sondern am Kreuz sein Leben hingab? Die christliche Verkündigung hat auf diese Frage stets geantwortet, daß es so Gottes Wille war, daß es so Gott gefallen habe. Zur Begründung wird dabei das Zeugnis der Schriften aufgeboten: »Der Messias um unserer Sünden willen gestorben – nach den Schriften.« Dabei ist vornehmlich an Abschnitte des Alten Testaments gedacht, die vom Leiden und Sterben eines Gerechten handeln, der Not und Verfolgung von seiten der Gottlosen erdulden muß. So wurden die Psalmen 22,31 und 69 im Zusammenhang mit dem Bericht von der Passion Jesu immer wieder herangezogen. Am deutlichsten aber war im 53. Kapitel des Jesajabuches vom Leiden des Gottesknechtes die Rede: »Er trug unsere Krankheit«, V. 4; »er ist um unserer Missetat willen verwundet«, V. 5; »man gab ihm bei Gottlosen sein Grab«, V. 9; »er trägt die Sünden der Vielen«, V. 11; »er hat sein Leben in den Tod gegeben und hat die Sünden der Vielen getragen«, V. 12. Doch wenn in der urchristlichen Predigt auf die Schriften hingewiesen wird, so sollen damit nicht nur einzelne Verse oder Abschnitte des Alten Testaments hervorgehoben werden, sondern es wird wesentlich mehr gesagt: Die ganze Schrift wird als Zeugnis von und für Christus verstanden und damit von der christlichen Gemeinde in Anspruch genommen. Denn von Christus her wird erst recht verstanden, welches der bisher verborgene Sinn der Schriften ist. Die Christusbotschaft ist der Schlüssel, mit dem der Zugang zu ihrer sachgerechten Erklärung aufgetan wird.

Der Christus ist gestorben, aber Gott hat ihn am dritten Tag auferweckt von den Toten – nach den Schriften. Für diese unerhörte Nachricht wird abermals das Zeugnis des Alten Testaments aufgeboten. Damit könnte auf eine bestimmte Stelle angespielt sein[302]. Im Buch des Propheten Hosea wird berichtet, wie seine Zeitgenossen in der Not Gott zu suchen beginnen und zueinander sprechen: »Kommt, wir wollen wieder zum Herrn; denn er hat uns zerrissen, er wird uns auch heilen; er hat uns geschlagen, er wird uns auch verbinden. Er macht uns lebendig nach zwei Tagen, er wird uns am dritten Tage aufrichten, daß wir vor ihm leben werden«, Hos 6,1f. Sie hegen also die Erwartung, nachdem Gott sie geschlagen habe, werde er sie binnen kürzester Frist wieder aufrichten. Tatsächlich aber wird Hos 6,1f. weder im Neuen Testament noch sonst im frühchristlichen Schrifttum zitiert. Es ist also bei dem Hinweis, die Auferstehung Christi sei am dritten Tag nach den Schriften geschehen, offensichtlich nicht daran gedacht, die eine oder andere Aussage des Alten Testaments zum Zeugen für die Auferweckung Jesu geltend zu machen. Sondern wie für den Kreuzestod, so wird auch für die Auferweckung Christi die ganze Schrift in Anspruch genommen.

Das Datum des dritten Tages wird nicht nur in den Sätzen der ältesten christlichen Predigt, sondern auch wiederholt in der Darstellung der Evangelisten genannt. Es findet sich einerseits in den Ostergeschichten: In der Frühe des dritten Tages machen sich die Frauen auf den Weg zum Grab Jesu und entdecken, daß es leer ist, Mk 16,2 Par; Joh 20,1. Andererseits steht diese Zeitangabe auch in den Worten, die vom Leiden, Sterben und Auferstehen des Menschensohns handeln, Mk 8,31 Par; 9,31 Par; 10,34 Par: er werde nach drei Tagen von den Toten auferstehen. Von der gesamten urchristlichen Verkündigung wird hervorgehoben, daß Gott den gekreuzigten Christus nach kürzester Frist aus dem Tod zum Leben erweckt hat.

Der erste Zeuge dieser Botschaft war Kephas. Die älteste Überlieferung hält übereinstimmend seinen Namen fest vgl. Lk 24,34, ohne von den näheren Umständen der Christuserscheinung, die ihm widerfuhr, zu berichten. Wo und wie ihm der Auferstandene erschienen ist, wird nicht gesagt. Nur der Name des Zeugen wird angeführt, der sich für die Wahrheit dieser Aussage verbürgt. Neben ihm stehen die Zwölf, die als der engste Kreis der Jünger Jesu beieinander waren. Durch diese Zahl soll zum Ausdruck gebracht werden, daß das ganze Volk Gottes als seine Gemeinde versammelt werden soll, vgl. Mt 19,28 Par; Lk 22,30. Ob sie sich in Galiläa befanden, als ihnen der Auferstandene entgegentrat, oder sich in Jerusalem aufhielten, bleibt unerwähnt. In den später aufgezeichneten Erzählungen der Evangelien ist einerseits davon die Rede der Auferstandene sei seinen Jüngern in Galiläa erschienen, Mt 28,16–20, andererseits aber heißt es, er sei zu ihnen gekommen, als sie in Jerusalem versammelt waren, Lk 24,36–49; Joh 20,19–23. Die älteste christliche Verkündigung gibt jedoch keinerlei Hinweis auf die näheren Umstände des Ereignisses, sondern nennt lediglich das unerhörte Geschehen als solches: Christus ist auferstanden, er ist Kephas und den Zwölf erschienen. Sie sind damit von ihm als seine Zeugen in Dienst genommen worden. Ihre Predigt steht am Anfang der Kirche. Sie löst bei manchen Hörern ungläubiges Kopfschütteln, bei anderen sogar bittere Feindschaft aus. Sie findet aber auch glaubende Zustimmung bei denen, die die Botschaft annehmen: daß Gott ausgerechnet an der Stelle, wo Tod und Grab ein unwiderrufliches Ende gesetzt zu haben scheinen, das letzte Wort gesprochen und dem Leben den Sieg gegeben hat. Daß er der ist, der die Toten lebendig macht und dem, was nicht ist, ruft, daß es sei, Röm 4,17, hat er erwiesen, indem er Jesus von den Toten auferweckt hat, Röm 4,24. Erst im Licht dieser Nachricht kann der Sinn des Kreuzes Christi begriffen werden. Die urchristliche Predigt kehrt darum die Richtung des Denkens um. Vom Tod führt keine Brücke, die den Weg ins Leben eröffnen könnte. Die Auferweckung Christi aber weist den Tod in die Schranken. Von seinem Schrecken wird nichts genommen, das Kreuz bleibt in seiner entsetzlichen Verlassenheit stehen. Aber der Tod behält nicht das letzte Wort. Das letzte Wort spricht Gott, der aus dem Nichts das Sein schafft und Christus von den Toten auferweckt hat. Das aber bedeutet, daß diese Botschaft das Leben und Sterben aller Menschen betrifft und verändert. Denn wo der Sinn dieses Geschehens begriffen wird, da wird ein neues Verhältnis zum Tod und zum Leben gewonnen. Da behält das Leben den Sieg und wird der Tod überwunden.

b) Der Kreuzestod Jesu Christi

Wenn die christliche Gemeinde den gekreuzigten Jesus den Messias Gottes nennt, so gibt sie dem überkommenen Titel einen neuen Sinn, der durch den Bezug auf den Tod Jesu bestimmt ist. Der Hoheitstitel Messias/Christus wird in der christlichen Verkündigung stets auf die tiefste Erniedrigung bezogen, die der Gesalbte Gottes hat durchleiden müssen. Der Evangelist Markus läßt daher auf das Bekenntnis des Petrus: »Du bist der Christus«, Mk 8,29 Par, die christologische Belehrung folgen, »daß der Menschensohn viel leiden muß und verworfen werden von den Ältesten, Oberpriestern und Schriftgelehrten und getötet werden und nach drei Tagen auferstehen«, Mk 8,31 Par. Damit ist das christliche Verständnis des Messiastitels eindeutig beschrieben und durch die Geschichte Jesu ausgelegt.
Diese Geschichte ist in den Worten, mit denen die Evangelisten Jesus sein Leiden, Sterben und Auferstehen feierlich ansagen lassen, in knapper Zusammenfassung angegeben. Am deutlichsten ist ihr Verlauf im dritten und letzten dieser Sprüche angeführt, den der Evangelist Markus an das Ende der galiläischen Wirksamkeit Jesu stellt: »Siehe, wir gehen hinauf nach Jerusalem, und der Menschensohn wird den Oberpriestern und Schriftgelehrten ausgeliefert werden, und sie werden ihn zum Tode verurteilen und werden ihn den Heiden ausliefern. Und sie werden ihn verspotten und anspucken und geißeln und töten. Und nach drei Tagen wird er auferstehen«, Mk 10,33f. Par. In dieser Aufreihung der Ereignisse ist der Aufriß eines kurzen Passionsberichts zu erkennen. Er beginnt mit der Verhaftung Jesu, schließt dann die Verhandlung vor dem Synedrium, der obersten jüdischen Behörde, an, spricht von der Verurteilung Jesu durch Pontius Pilatus und endet mit der

Kreuzigung und dem Tod Jesu. Die Bedeutung seines Sterbens aber wird im Licht der Osterbotschaft begriffen: Christus starb für unsere Sünden, am dritten Tage wurde er aus dem Tod auferweckt. Der Evangelist beschreibt den Sinn des Kreuzestodes Jesu mit einem ihm überkommenen Herrenwort: »Der Menschensohn ist nicht gekommen, um sich dienen zu lassen, sondern um zu dienen und sein Leben zu geben als Lösegeld für viele«, Mk 10,45 Par. Sendung und Dienst Jesu Christi erfüllen sich darin, daß er das Lösegeld für alle entrichtet hat, damit sie frei sein sollen.

Der Leidensweg Jesu wird so verlaufen sein, daß die Mitglieder des jüdischen Hohen Rates sich auf den Beschluß einigten, Jesus zu beseitigen. Man suchte und fand Gelegenheit, ihn zu verhaften, veranstaltete ein kurzes Verhör und überwies ihn dann dem römischen Statthalter, damit er ihn zum Tode verurteilen und hinrichten lassen sollte, Mk 15,1 Par[303]. Nach den übereinstimmenden Berichten der Evangelisten fragte Pilatus Jesus, ob er der König der Juden sei, Mk 15,2 Par. Hinter dieser Frage wird die Beschuldigung sichtbar, deretwegen die jüdische Behörde Jesus dem Statthalter ausgeliefert hat. Offensichtlich ist Jesus als ein politisch verdächtiger Mann, dessen Predigt eine nicht tragbare Beunruhigung unter der Bevölkerung hervorgerufen habe, den Römern in die Hände gegeben worden. Auf diese Weise suchte man eine Begründung für das Ansinnen zu bieten, er müsse beseitigt werden. Dabei könnte die Anklage, er habe sich als König der Juden ausgegeben, aus einer absichtlichen Verdrehung seiner Predigt von der anhebenden Königsherrschaft Gottes abgeleitet worden sein. Mußte man doch dem Römer mit einem hinreichenden Grund einsichtig machen, Jesus sei des Todes schuldig. Pilatus wird in zeitgenössischen Berichten als grausamer und rücksichtslos handelnder Statthalter geschildert. Er wird sich daher nicht lange bedacht, sondern dem an ihn gerichteten Begehren alsbald entsprochen haben. So wurde Jesus nach kurzem Verhör verurteilt und ans Kreuz geschlagen. Unter qualvollem Leiden starb er noch am selben Tag.

Von seinem Leiden und Sterben erzählen die Christen, indem sie sich der biblischen Sprache bedienten. Denn sie allein bot Begriffe und Ausdrücke an, mit denen die Tiefe des Leidens beschrieben und sein Sinn angegeben werden konnte. Daher finden sich in der Passionsgeschichte der Evangelien auf Schritt und Tritt alttestamentliche Zitate und Wendungen – nicht nur an den Stellen, an denen mit einem ausdrücklichen

Hinweis ein Wort aus der Schrift angeführt wird, sondern auch innerhalb der fortlaufenden Erzählung. Dabei hat man einerseits bestimmte Vorgänge des Leidensweges Jesu im Licht alttestamentlicher Worte beschrieben – wie seine Verspottung, seine Kreuzigung inmitten von zwei Übeltätern oder seine Grablegung. Andererseits aber hat das Studium des Alten Testaments auch dazu geführt, daß einzelne Sätze aus den Psalmen und Propheten in die Passionsgeschichte hineingenommen wurden und zu deren Ausgestaltung beigetragen haben. Manchmal läßt sich nicht mehr sicher ausmachen, ob einzelne Sätze der Passionsgeschichte über Geschehenes berichten wollen oder ob sie aus der Lektüre der Schrift genommen und zur Erweiterung der Erzählung benutzt worden sind. So stimmt es mit Ps 69,22 überein, daß man dem Gekreuzigten einen Essigtrank darreichte, Mk 15,23.26 Par. Oder es wird schon Ps 22,19 gesagt, daß man über die Kleider des verfolgten Frommen das Los warf, Mk 15,24 Par. Worte des Alten Testaments sind es, die der sterbende Jesus am Kreuz spricht: »Mein Gott, mein Gott, warum hast du mich verlassen?«, Ps 22,2 = Mk 15,34. Dieser Ruf zeigt zwar die bittere Not an, die den Beter in der Tiefe des Leidens gepackt hat; aber eben diese Verlassenheit wird mit einem Satz der Schrift zum Ausdruck gebracht, mit dem Jesus zu Gott ruft und ihn als »mein Gott« anredet.

Der Apostel Paulus sagt, das Wort vom Kreuz sei für die Juden ein Ärgernis, ein Skandal, 1 Kor 1,23, und das heißt: Über dieses Wort müssen sie stolpern und kommen sie zu Fall. Denn sie verlangen nach eindeutigen Zeichen und Beweisen, an denen abzulesen ist, daß die messianische Zeit wirklich kommt. Nahezu ein Jahrhundert später hält der Jude Tryphon dem christlichen Märtyrer Justin vor, dieser sogenannte Christus, von dem die Christen reden, sei ohne Ehre und Herrlichkeit gewesen, so daß er sogar dem schlimmsten Fluch verfiel, den das Gesetz Gottes verhängt; denn er ist ja gekreuzigt worden, Justin, Dialog mit dem Juden Tryphon 32,1. Wie kann er da der Gesalbte Israels sein?

Den Griechen aber, die nach Weisheit, nach schlüssiger, überzeugender Argumentation fragen, muß – wie Paulus im gleichen Zusammenhang bemerkt – die Kreuzespredigt als schlechthin unsinnig erscheinen. Die Götter sind unsterblich und darum dem Leiden nicht unterworfen. Wenn sie auf Erden erscheinen, so haben sie sich Menschengestalt nur wie ein Gewand umgelegt, das sie abwerfen, sobald sie wieder in die himmlische Welt zurückkehren. Zwar kennen die hellenistischen Mysterienreligionen aus dem Orient übernommene Kultmythen, die vom Sterben und Auferstehen einer Gottheit erzählen. Aber darin wird der sich ständig wiederholende Vorgang des Absterbens und Aufblühens der Natur abgebildet, in dem Leiden und Tod nur der Durchgang zu neuem Leben und Erwachen des Heils darstellen. Das Schicksal der Kultgottheit zeigt eine ewige Wahrheit auf, nicht jedoch ein bestimmtes geschichtliches Ereignis. Es ist Mythus, nicht Geschichte. Darum bleibt es dem Griechen unvorstellbar, daß der Gottessohn leidend am Kreuz gestorben sein soll. Man muß die Christen bedauern, kann daher im zweiten Jahrhundert Lukian spottend sagen; denn sie verehren einen Hingerichteten als einen Weisen, der doch in Wahrheit nichts anderes sein kann als ein Gaukler und Scharlatan, de morte Peregrini 13. Derlei höhnischen Einwänden ihrer Umwelt sehen sich die Christen ausgesetzt. Das Kreuz galt allenthalben als Zeichen der Schande, als Galgen, an den man einen Verbrecher hängte. Kein römischer Bürger, den man zum Tode verurteilte, durfte auf diese schimpfliche Weise ums Leben gebracht werden. Nur Sklaven und Aufrührer verurteilte man zu diesem entehrenden Tode.

Aus der Zeit der frühen Kirche sind mancherlei Zeichen und Symbole bekannt, deren sich die Christen bedienten. Zu ihnen gehört jedoch nicht das Kreuz. Als die älteste Darstellung des Kreuzes Christi wird eine kunstlose Wandzeichnung aus dem Paedagogium im Palatin in Rom anzusehen sein[304]. Dort ist im dritten Jahrhundert von ungelenker Hand ein Kreuz an die Wand geritzt worden, an dem ein Mensch mit einem Eselskopf hängt. Unter dem Kreuz steht ein Mann mit huldigender Gebärde, die durch die Worte erläutert wird: »Alexamenos betet zu Gott.« Zweifellos soll durch diese Darstellung ein Christ lächerlich gemacht werden. Wie kann er zu einer Gottheit beten, die sich im Gekreuzigten offenbart hat? Spott und Hohn sind die Antwort der Griechen auf die Kreuzespredigt. Die Christen haben in den ersten Jahrhunderten nirgendwo die Kreuzigung Christi dargestellt – auch in den Katakomben fehlt dieses Thema –, um nicht durch die Abbildung des Gekreuzigten einem Mißverständnis oder der Verhöhnung des Evangeliums Vorschub zu leisten. Erst von konstantinischer Zeit an findet sich das Kreuzeszeichen als christliches Symbol, das nun nicht nur das Leiden, sondern auch den Triumph der Herrschaft Christi über die Welt abbilden soll.

Die Predigt vom Kreuzestod Jesu Christi als dem Grund des Heils suchte man in der urchristlichen Verkündigung auf verschiedene Weise zu verdeutlichen[305]. So bediente man sich der Rede vom Opfer, die der antiken Welt allgemein verständlich war. Gott hat Christus als Sühnopfer öffentlich aufgestellt, Röm 3,25. Christus hat als der himmlische Hohepriester – so lehrt der Hebräerbrief – sich selbst als das allgenugsame Opfer dargebracht. Oder man wandte das Bild eines Loskaufs, durch den ein Sklave oder ein Gefangener aus der Knechtschaft befreit wird, an und sagte: Christus hat euch teuer erkauft, er hat den Preis gezahlt und euch aus der Gefangenschaft erlöst, Gal 3,13; 4,5; 1 Kor 6,20; 7,23. Oder es wurde von der Versöhnung gesprochen, durch die Entzweites wieder zusammengebracht wird, indem es nun heißt: Gott versöhnte in Christus die Welt – das bedeutet: die Menschen, uns alle – mit sich selber, 2 Kor 5,19. Keine dieser Ausdrucksweisen – dessen war man sich bewußt – reicht ganz zu, um das unerhörte Geschehen des Kreuzes Christi angemessen zu beschreiben. Keines der verwendeten Bilder darf in ein dogmatisches System gezwängt werden. Denn wollte man fragen, wem denn das Opfer Christi dargebracht worden ist, so gibt es keine Antwort, hat doch Gott selbst ihn dahingegeben und als Sühneopfer öffentlich aufgestellt. Wie reimt es sich, daß Christus zugleich als der Hohepriester amtiert und sich selbst eben in diesem Dienst als das Opfer darbringt? Und wem soll der Preis, den Christus beim Loskauf entrichtete, gezahlt worden sein? An den Satan zu denken, verbietet sich, da die satanische Gewalt sich dem Leiden Christi entgegenstellt und es zu verhindern sucht, Mk 8,33 Par. Aber auch Gott kann nicht als Empfänger des Preises vorgestellt werden. Denn nicht die Menschen bringen den Preis auf, sondern Gott handelt, indem er Christus an unserer Statt dahingibt. Er allein wirkt die Versöhnung. Nirgendwo ist im Neuen Testament gesagt, daß Gott versöhnt worden sei, sondern stets wird betont, daß Gott und kein anderer das Werk der Versöhnung wirkt, indem er sich uns in Christus zuwendet. Die üblichen Ausdrücke vom Opfer, vom Loskauf und von der Versöhnung dienen daher nicht der Begründung oder Entfaltung eines lehrhaften Systems, sondern sie sollen nichts anderes, als immer aufs neue die unerhörte Kunde herausstreichen, daß Gott in seiner unbegreiflichen Liebe sich uns zugewandt hat, indem er Christus ans Kreuz dahingab. Der Tod setzt dem Leben jedes Menschen ein Ende, verschließt ihm den Mund und läßt ihn verstummen. Jesu Sterben aber redet, weil er vom Tod auferstand und das Kreuzesgeschehen als der Erweis der unergründlichen Barmherzigkeit Gottes verkündigt wird. Damit ist dem Tod die Macht genommen, von Gott zu trennen und das Leben zunichte zu machen. Denn Jesus blieb nicht nur bis in den letzten Augenblick hinein in engster Verbundenheit mit Gott. Sondern indem Gott ihn aus dem Tod auferweckte, hat er sein Ja zu ihm gesprochen und das Kreuz als den Erweis seiner Liebe bestätigt. Dadurch aber ist für alle Menschen mitten in Leid und Sterben Gemeinschaft mit Gott eröffnet. Wer auf das Kreuz Christi vertraut, der ist darum auch im Tod nicht von Gott verlassen[306]. – Der Apostel Paulus sagt, am Kreuz habe der unerhörte Tausch stattgefunden: Gott »hat den, der ohne Sünde war, für uns zur Sünde gemacht, damit wir in ihm die Gerechtigkeit werden, die vor Gott gilt«, 2 Kor 5,21. Das heißt: Christus war von der Last, die er auf sich genommen hatte, so sehr bedeckt, daß an ihm nichts anderes mehr zu sehen war als die Sünde, mit der er beladen war. Dadurch aber hat er sie fortgenommen und uns wieder in das rechte Verhältnis zu Gott gebracht. Noch schärfer formuliert Paulus im Galaterbrief: Das Schriftwort »Verflucht ist jeder, der am Holz hängt«, Dtn 21,23, trifft auf Christus zu; denn er wurde zum Fluch für uns, Gal 3,13. Von dem Fluch der Gottesferne wurde er in voller Wucht getroffen – an unserer Statt, uns zugut. Darum ist am Kreuz die Kraft des göttlichen Segens entbunden worden, die Juden und Heiden gilt – allen, die da glauben.

Im Kreuzestod Jesu Christi erfüllte sich – so sagt der vierte Evangelist – das Ziel der Sendung des Sohnes durch den Vater. Das ewige Wort wurde Mensch, um leidend und sterbend sein Werk zu vollenden. Nach dem Johannesevangelium lautet Jesu letztes Wort: »Es ist vollbracht.« Dann neigt er sein Haupt und stirbt, Joh 19,30. Der Gekreuzigte hat seinen Auftrag erfüllt und gibt darum voller Hoheit sein Leben hin. Wie einst Mose die Schlange erhöht hat, damit alle, die dorthin aufblickten, Rettung empfingen, so mußte der Menschensohn erhöht werden, Joh 3,14. Erhöhtwerden aber bedeutet beides zugleich: an das Kreuz geschlagen werden, das auf dem Hügel Golgata aufgerichtet ist, und dadurch verherrlicht werden[307]. Karfreitag und Ostern fallen damit im Kreuzesgeschehen zusammen. Gott hat die Welt so sehr geliebt, daß er seinen eingeborenen Sohn gab, damit alle, die an ihn glauben, nicht verloren werden, sondern das ewige Leben haben, Joh 3,16. Diese Predigt aber kann nur begreifen, wer sich als Sünder anreden läßt, im Angesicht des Kreuzes Christi seine Verlorenheit eingesteht und im Aufblick zum Gekreuzigten ihn als den Herrn erkennt, der sich der Verlorenen annimmt.

c) Die Auferstehung Jesu Christi

Christi Auferstehung[308] läßt sich nicht mit einer Totenerwekkung vergleichen, durch die ein Verstorbener in das Leben zurückgebracht und erneut dessen Bedingungen bis zum abermaligen Sterben unterworfen wird. Denn Christus ist nicht in dieses Leben zurückgekehrt, sondern durch den Tod zum Leben hindurchgedrungen. Darum wird das Osterereignis als Sieg über den Tod und Durchbruch in das Leben verkündigt. Ein zwingender Beweis für die Wahrheit dieser Botschaft ist nicht zu erbringen, sondern das Ostererzeugnis der ersten Jünger erweist seine Wahrheit durch sich selbst und lebt fort in der Predigt der Kirche[309]. Allein der Glaube vermag zu begreifen, daß Christus der lebendige Herr ist. Es gibt daher niemanden, der von einer Erscheinung des Auferstandenen in kritischer Distanz berichtet hätte. Die Menschen, denen sich der Auferstandene als der Herr bezeugte, wurden ausnahmslos in seinen Dienst genommen, nicht nur Kephas und die Zwölf, sondern auch die übrigen, die Paulus als Zeugen des Auferstandenen anführt.

Nach Kephas und den Zwölfen erschien – so heißt es – der Auferstandene mehr als fünfhundert Brüdern, 1 Kor 15,6. Wo und wie diese Erscheinung stattgefunden hat, bleibt ungesagt. Paulus fügt lediglich hinzu, die Mehrzahl von ihnen sei noch am Leben, einige aber seien bereits verstorben. Was soll diese Bemerkung bedeuten? Kein Christ – auch nicht in der von Spannungen und Auseinandersetzungen zerrissenen korinthischen Gemeinde – hätte bezweifelt, daß Christus von den Toten auferstanden ist. Daher bedürfte es keines ausdrücklichen Hinweises, man könne sich ja bei den Zeugen des Auferstandenen, die noch am Leben seien, näher erkundigen. Verwunderlich war vielmehr für die ersten Christen, die die baldige Ankunft Christi am Jüngsten Tag erwarteten, daß Todesfälle eintraten und Glieder der jungen Gemeinden verstarben, ehe die neue Welt Gottes anbrach. Paulus erwähnt, daß einige von denen, die den auferstandenen Christus gesehen haben, inzwischen entschlafen sind, und merkt damit an, daß die Verstorbenen aus dem Kreis der Zeugen des Auferstandenen ausgeschieden sind[310]. Daran aber wird erkennbar, daß die Auferstehung Christi nicht als ein gegenwärtiges Geschehen faßbar wird, sondern in einer geschichtlichen Vergangenheit liegt, die freilich nunmehr das gesamte Leben der Christen prägend bestimmt[311]. Darauf will der Apostel die Korinther aufmerksam machen.

In chronologischer Reihenfolge wird die Aufzählung weitergeführt: Dann erschien der Auferstandene Jakobus und allen Aposteln, 1 Kor 15,7. Der Herrenbruder Jakobus hatte zu Jesu Lebzeiten abseits gestanden, war dann aber sehr früh zur Jerusalemer Gemeinde gestoßen und hatte später ihre Leitung übernommen. Über die näheren Umstände dieser Erscheinung verlautet ebensowenig ein Wort wie bei der Erwähnung der Apostel. Sie dürfen offenbar nicht mit dem Zwölferkreis gleichgesetzt werden, der schon vorher genannt wurde; es wird sich vielmehr um eine bestimmte Gruppe urchristlicher Missionare handeln, die durch den auferstandenen Christus zu ihrem Dienst beauftragt wurden. Am Ende nennt Paulus sich selbst als den letzten, dem der Auferstandene sich bezeugt hat, V. 8. Damit ist die Reihe abgeschlossen. Da Paulus vorher die Gemeinde verfolgt hatte und er aus einem Gegner der Christen zu einem Prediger des Evangeliums wurde, wird am Beispiel seiner Berufung deutlich, daß die Gnade Gottes sich an ihm wirksam erwiesen hat und es folglich christliche Existenz allein auf Grund der göttlichen Barmherzigkeit gibt, V. 9f.[312]. Paulus beschreibt jedoch nirgendwo die Erscheinung des Auferstandenen, die ihm selbst widerfuhr – im Unterschied zur legendären Ausgestaltung seiner Berufungsgeschichte in Apg 9;22; 26 –, sondern erwähnt lediglich das Ereignis als solches: Gott habe ihm seinen Sohn offenbart, Gal 1,16, er habe den Herrn gesehen, 1 Kor 9,1.

Die Osterbotschaft, die in den kurzen Satz gefaßt ist, Gott habe Christus von den Toten auferweckt, steht am Anfang aller christlichen Verkündigung. Sie ist älter als die Ostergeschichten, die in den Evangelien aufgezeichnet sind. Während die älteste Verkündigung ausschließlich das »Daß« der Auferstehung Christi nennt, bieten die Ostererzählungen einen späteren Niederschlag der Osterpredigt, durch den sie erzählend veranschaulicht werden soll. Diese Geschichten gehen im einzelnen beträchtlich auseinander und sind nicht historische Berichte, sondern eine beschreibende Darstellung der Verkündigung des Auferstandenen. Während die Evangelisten Markus und Matthäus die galiläische Ostertradition voraussetzen, Mk 14,28 Par; 16,7 Par, nach der der Auferstandene in Galiläa seinen Jüngern erschien und ihnen den Auftrag zur Predigt unter allen Völkern erteilte, Mt 28,16–20, sind im Lukasevangelium die Ostergeschichten bei und in Jerusalem lokalisiert, Lk 24,13–53. Die heilige Stadt wird dabei als das durch die Geschichte Israels bestimmte Bindeglied hervorgehoben, durch das die Kontinuität zwischen dem alttestamentlichen

Gottesvolk, der Geschichte Jesu und dem Weg der Kirche hergestellt ist, der in Jerusalem seinen Anfang nahm. Im Johannesevangelium sind beide Überlieferungsstränge miteinander verbunden: In Kap. 20, mit dem das Buch ursprünglich abschloß, V. 30f., wird die Jerusalemer Ostertradition aufgenommen. Und im Nachtragskapitel 21 werden galiläische Erscheinungen erzählt. Die verschiedenen Überlieferungen sind schließlich im sekundären Schluß des Markusevangeliums zu einer Art Evangelienharmonie verbunden, die die verschiedenen Ostergeschichten kurz zusammenfaßt[313].

Eine besondere Stellung unter den Ostergeschichten nimmt die Erzählung von der Entdeckung des leeren Grabes ein, Mk 16,1–8 Par[314]. In der Frühe des Ostermorgens kommen Frauen zum Grab Jesu, um seinen Leichnam zu salben. Sie finden das Grab leer und vernehmen aus dem Mund eines Engels die Botschaft: »Ihr sucht Jesus von Nazaret, den Gekreuzigten. Er ist auferstanden, er ist nicht hier«, Mk 16,6. In der ältesten christlichen Verkündigung gehört die Erwähnung, Christus sei begraben worden, zur Aussage, die vom Tod – nicht von der Auferstehung – Christi handelt, 1 Kor 15,4. Sie soll unterstreichen, daß er Leiden und Sterben bis zum Ende auf sich genommen hat. In den Berichten der Evangelien wird dagegen das Grab mit der Osterbotschaft in Verbindung gebracht. Die Entdeckung des leeren Grabes soll als ein Hinweis auf die Auferstehung Christi verstanden werden. Die Evangelisten verzichten jedoch darauf, die Auferstehung Jesu selbst zu schildern. Erst im apokryphen Petrusevangelium wird der Versuch unternommen, sie zu beschreiben. Dort heißt es: »In der Nacht aber, in der der Herrentag aufleuchtete, als die Soldaten zu zwei und zwei Wache standen, da erscholl eine laute Stimme am Himmel. Und sie sahen den Himmel offen und zwei Männer in reichem Lichterglanz von dorther herniedersteigen und sich dem Grab nähern. Jener Stein aber, der vor die Tür des Grabes gelegt worden war, geriet von selbst ins Rollen und wich zur Seite. Und das Grab öffnete sich, und die beiden Jünglinge traten ein. Als nun jene Soldaten das sahen, weckten sie den Hauptmann und die Ältesten – denn auch sie waren bei der Wache zugegen. Und als sie erzählten, was sie gesehen hatten, sehen sie wiederum drei Männer aus dem Grab herauskommen, und die zwei den einen stützen und ein Kreuz ihnen folgen und das Haupt der zwei bis an den Himmel reichen, aber das Haupt dessen, der von ihnen an der Hand geführt wurde, sogar den Himmel überragen. Und sie hörten eine Stimme vom Himmel rufen: Hast du den Entschlafenen gepredigt? Und eine Antwort wurde vom Kreuz her vernommen: Ja. Da überlegten sie nun untereinander, hinzugehen und dieses dem Pilatus zu melden. Und als sie noch überlegten, sieht man wiederum den Himmel offen, und ein Mensch steigt herab und geht in das Grab hinein.«

Während diese Darstellung neugierig in das Geheimnis eindringen möchte und auf das Schauen der Auferstehung abzielt, richten die Evangelisten allein das Wort der Verkündigung aus. Denn sie wissen, daß die Auferweckung Jesu Christi von den Toten unseren Augen verborgen bleibt. Alles kommt vielmehr auf das Wort der frohen Botschaft an. Nur im Matthäusevangelium findet sich die knappe Andeutung, ein großes Erdbeben habe sich ereignet, ein Engel sei vom Himmel herabgekommen und habe den Stein abgewälzt, 28,2f. Doch auch in der Darstellung des Evangelisten Matthäus liegt der Schwerpunkt beim Wort, das der Engel an die Frauen richtet: »Ich weiß, daß ihr Jesus, den Gekreuzigten, sucht. Er ist nicht hier; denn er ist auferstanden, wie er gesagt hat«, 28,5f. Die Evangelisten sind sich darüber im klaren, daß das leere Grab keinen schlüssigen Beweis bieten kann; denn man könnte ja auch behaupten, die Jünger Jesu hätten seinen Leichnam gestohlen, Mt 28,11–15. Nur durch das Wort, das den Auferstandenen verkündigt, wird der Inhalt der Osterbotschaft eindeutig bestimmt.

Besonders anschaulich ist die Geschichte von den beiden Jüngern gestaltet, die dem Auferstandenen auf dem Weg nach Emmaus begegneten, Lk 24,13–35. Der Glaube wird durch die Begegnung mit Jesus dem Christus begründet. Er ist die Mitte der ganzen Schrift, die vom ersten bis zum letzten Wort von ihm zeugt, 24,26f.32. Wenn die Schrift recht gelesen und ausgelegt wird, dann wird aus ihr das Wort des Auferstandenen vernommen, so daß seine Gemeinde begreift: Nach Gottes Willen ist es so geschehen, daß der Christus leiden mußte und aus dem Leiden zur Herrlichkeit eingehen.

Der christliche Glaube bekennt den einen Satz: »Gott hat ihn von den Toten auferweckt«, Röm 10,9. Damit wird in wenigen Worten die Tat Gottes genannt, durch die er aus dem Tod das Leben weckte, aus dem Nichts in das Dasein rief. Dieser Glaube an den Auferstandenen spricht sich in der Vielfalt der Ostergeschichten aus. In ihrem vielstimmigen Chor soll jedoch nur das eine Zeugnis des Glaubens laut werden: Gott hat ihn auferweckt von den Toten. Jenes Wunder Gottes bleibt unseren Sinnen unfaßbar, es wird ausschließlich im Zeugnis der Zeugen kundgetan. Seine Wirkungen aber sind deutlich zu erkennen und bleiben auch den Gegnern des christlichen Glaubens nicht verborgen. Die Menschen, zu denen die Osterbotschaft dringt, scheiden sich in Glaubende und Nicht-Glaubende. Während die einen meinen, nur auf das vertrauen zu sollen, was ihnen in dieser Welt greifbar und verfügbar ist, setzen die anderen ihre Hoffnung allein auf die Zusage Gottes, die er in der Auferstehung Jesu Christi von den Toten gültig gegeben hat. Aus dem Bekenntnis aber, das der christliche Glaube spricht, folgt die zuversichtliche Hoffnung der Christen: »Gott hat den Herrn auferweckt und wird auch uns auferwecken durch seine Kraft«, 1 Kor 6,14.

3. Der Sieg über den Tod

a) Der Gott der Lebendigen

Die Frage, was denn jenseits des Todes liege, hat die Menschen von jeher bewegt. Wohin mag die Reise gehen? Und zu welchem Ziel führt der Weg des Menschen? In der platonischen Philosophie wird geantwortet, der Tod treffe zwar den Leib des Menschen und überantworte ihn dem Vergehen, aber die Seele werde dadurch aus dem Gefängnis befreit, in das sie gebannt war. Diese Lehre fand auch Eingang in Kreise des hellenistischen Judentums, die die biblische Überlieferung mit Gedanken der griechischen Philosophie in Einklang zu bringen suchten. Der Fromme weiß, daß er für die himmlische Vollendung ausersehen ist, und lebt daher nach Gottes Gebot, damit dereinst seine Seele in die himmlische Welt eingeführt wird. Doch weder die Schriften des Alten Testaments noch das palästinische Judentum kennen den Gedanken an eine unsterbliche Seele des Menschen, die am Ende des irdischen Lebens aus dem Leib, der sie umhüllte, befreit werden soll[315]. Der Mensch wird vielmehr als ein einheitliches Wesen betrachtet, das mit Leib und Seele, seinen Gliedern und seinem Verstand von Gott geschaffen ist, um nach dem Willen seines Schöpfers zu leben. Ihm ist seine Zeit gesetzt, am Ende seines Weges muß er sterben. Der Mensch, der auf Gott vertraut und sich in seinem Handeln an sein Wort hält, steht in seinem ganzen Leben in enger Verbundenheit zu seinem Gott.

Gerade in Leiden und Anfechtung setzt der Fromme seine Hoffnung allein auf Gott. Daher mußte sich die Frage stellen, ob denn diese Zugehörigkeit in der Stunde des Todes endet oder

ob sie nicht über das Sterben hinausreichen wird. Wird der Gott, der die Seinen durch das finstere Tal geleitet, auch am anderen Ende des Weges stehen? Diese Frage, die in Gebeten und Psalmen des Alten Testaments immer wieder anklingt, verlangte nach einer bejahenden Antwort, die dann ihren Ausdruck in der Hoffnung auf die Auferstehung der Toten fand. In den harten Kämpfen, die die Juden im zweiten Jahrhundert v. Chr. gegen syrisch-hellenistische Überfremdung durchstehen mußten, stellte sich das bedrängende Problem, ob die im Kampf gefallenen Gerechten denn auch am zukünftigen Heil teilhaben würden. Eine Lösung suchte man zunächst in der Erwartung zu finden, daß einzelne Fromme aus der Geschichte Israels und die Blutzeugen vom Tode auferweckt werden sollen, um die volle Seligkeit mitzuerleben, 2 Makk 7. Diejenigen, die Gott fürchten, werden zum ewigen Leben auferstehen, während die Sünder dem Verderben anheimfallen und sich nicht mehr erheben werden, Psalmen Salomos 3,10–12.
Doch bald wurde der Gedanke der Auferstehung im Zusammenhang mit dem in der Apokalyptik geschilderten Weltgericht dahin erweitert, daß nicht nur die Gerechten zur Seligkeit auferstehen, sondern alle Menschen aus dem Tode auferweckt werden sollen, um sich vor dem Richterstuhl Gottes zu verantworten. Nun heißt es, daß alle Toten, die Gerechten wie die Gottlosen, zum Gericht auferstehen werden (siehe S. 73ff.). Ausgenommen sind lediglich die ermordeten Sünder, die durch ihren Tod bereits hinreichend Sühne für ihre Schuld geleistet haben und daher nicht mehr vor Gericht zu erscheinen brauchen. Die sog. Bilderreden, äth. Henoch 37–71, die Visionen der Esraapokalypse und die syrische Baruchapokalypse, 30,1–5; 50,2–51,3, setzen dann die allgemeine Auferstehung aller Toten voraus. Am Ende der Tage muß die Erde die in ihr ruhenden Toten freigeben, damit sie aus den Gräbern auferstehen und vor den Thron des Höchsten treten können. Dabei ist der Vorgang der Auferstehung stets als leibliche Auferweckung der Toten vorgestellt, die sich in ihrer irdischen Gestalt, in der sie einst gelebt haben, wieder erheben und sich nun für ihre Taten, die sie einst begangen haben, verantworten müssen. Dadurch ist die Identität des auferstandenen Menschen mit dem verstorbenen verbürgt, so daß dieser für alles, was er einst begangen hat, Rechenschaft abzulegen hat. Nach dem Urteilsspruch, den Gott als ewiger Richter fällt, gehen die Gerechten zur Seligkeit ein, die Verdammten aber werden in die Unterwelt geschickt[316].

Ist die Erwartung der Auferstehung der Toten von der Frage geleitet, ob die Gemeinschaft der Frommen mit ihrem Gott über den Tod hinaus bestehen wird, so kann doch die Ausbildung dieser Vorstellung nicht allein aus der Weiterentwicklung von Ansätzen innerhalb des Alten Testaments und der jüdischen Frömmigkeit erklärt werden. Vielmehr werden iranische Einflüsse, mit denen die jüdische Gemeinde vor allem während des babylonischen Exils und der ihm folgenden Zeit in Berührung kam, eingewirkt haben (siehe S. 76ff.). Durch die Hoffnung, Gott werde die Toten aus den Gräbern rufen und die Seinen um sich versammeln, konnte der Zuversicht, seine Treue werde ewig währen, anschaulicher Ausdruck verliehen werden. Dabei wurde nicht die Meinung vertreten, im Menschen ruhe ein göttliches Ich, das durch den Tod freigelegt werden müsse, um zu Gott zu gelangen. Sondern bestimmend war allein der Gottesgedanke. Der Mensch muß sterben und bleibt dem Tod unterworfen. Aber Gottes Treue bleibt und verläßt die Seinen nicht. Er wird sie aus dem Tod auferwecken und zu ewigem Leben führen.

In der Zeit Jesu und der ersten Christenheit wurde diese Überzeugung von vielen Juden in Palästina geteilt. Sie wurde vor allem von den Pharisäern vertreten, die im Volk hohes Ansehen genossen und weithin als Vorbild frommen und gerechten Lebens galten. Ihrer Ansicht widersprachen die Sadduzäer, denen vornehmlich der Jerusalemer Priesteradel und Kreise der führenden Geschlechter in der Hauptstadt angehörten. Sie beriefen sich auf die alte Lehre, daß der Mensch sterben müsse und im Tod sein unwiderrufliches Ende finde, und spotteten über den Gedanken, die Toten sollten auferstehen. Denn sollte etwa in der jenseitigen Welt wiederkehren, was sich hier einst ereignet hatte?

Dieser ironische Einwand wird von einigen Sadduzäern, die Jesus zum Streitgespräch herausfordern, geltend gemacht, Mk 12,18–27 Par. Dabei argumentieren sie von der Schrift her. Das Alte Testament schreibt vor, wenn ein Mann kinderlos sterbe, so solle sein Bruder die Witwe zu sich nehmen und heiraten, um seinem Bruder Nachkommen zu verschaffen, Dtn 25,5f. Nun wird ein Fall konstruiert, der zwar denkbar unwahrscheinlich anmutet, aber doch so gestaltet wird, daß er die Erwartung der Totenauferstehung widerlegen soll. Da waren sieben Brüder. Der erste von ihnen nahm eine Frau und starb bald darauf, ohne Kinder zu hinterlassen. Nun nahm der zweite die Witwe zur Frau. Aber auch er starb alsbald, ohne daß ihm ein Kind geboren war. Ebenso ging es dann beim dritten und der Reihe nach allen anderen bis zum siebten. Nun wird an dieses Beispiel die Frage geknüpft: Wie wird es bei der Auferstehung der Toten sein? Dann sollen doch die Toten auferweckt werden und als die, die sie zu Lebzeiten gewesen sind, vor Gottes Richterstuhl treten. An wessen Seite aber gehört dann die Frau, die nacheinander mit sieben Männern verheiratet war? Sie hatte sich so verhalten, wie das Gebot der Schrift sie angewiesen hatte, und sich nach den Vorschriften der sog. Leviratsehe gerichtet. Muß nicht auf Grund dieses Beispiels die Vorstellung einer Auferstehung der Toten als abwegig erscheinen? Und wie soll überhaupt das Leben derjenigen, die aus dem Tod auferweckt werden, aussehen?

Ausgangspunkt und Argument sind in diesem Streitgespräch geschickt gewählt. Muß nicht in der Tat der Gedanke, die Toten sollten zum Leben erweckt werden, als unsinnig gelten? Ihr irrt euch, antwortet Jesus den Sadduzäern. Ihr urteilt von völlig falschen Voraussetzungen her und begreift deshalb weder den Sinn dessen, was in der Schrift steht, noch könnt ihr auch nur ahnen, was Gottes Kraft vermag. Denn die Auferstehung der Toten bringt nicht eine jenseitige Verlängerung der diesseitigen Verhältnisse mit sich. Bei der Auferstehung der Toten gibt es nicht mehr Heiraten und Geheiratet-Werden, sondern da werden die, die auferweckt werden, sein wie Engel im Himmel. Was heißt das? In Gottes Welt wird es nicht so zugehen wie auf Erden. Deshalb darf nicht von irdischen Verhältnissen auf Zustände geschlossen werden, die dann sein könnten oder sein müßten. Jeder Versuch, die Auferstehung der Toten so zu denken, erweist sich in der Tat als untauglich. Sondern dann wird alles ganz anders sein. Wer daher mit einem klug gewählten Argument behaupten wollte, daß es eine Auferstehung der Toten doch nicht geben kann, der mag zwar einen Erweis seines eigenen Scharfsinns erbringen. Aber er zeigt gerade dadurch, daß er überhaupt nicht weiß, wer Gott ist. Denn Auferstehung der Toten läßt sich weder vom Wesen des Menschen her vorstellen noch aus den Möglichkeiten menschlicher Lebensgestaltung begründen. Sondern was Auferstehung der Toten ist, kann überhaupt nur begriffen werden, wenn von Gottes Gottheit, seiner Kraft und Herrlichkeit, gesprochen wird.

Nachdem die Einrede der Sadduzäer auf diese Weise zurückgewiesen ist, wird nun das positive Argument angeschlossen, durch das die Hoffnung auf die Auferstehung der Toten begründet wird. Es ist ebenso wie der Einspruch aus dem Alten

Testament genommen, wie jener gleichfalls ein Satz aus den Büchern des Mose. In der Schrift heißt es doch: »Ich bin der Gott Abrahams, der Gott Isaaks und der Gott Jakobs«, Ex 3,6. Mit diesem Satz gibt sich der Gott Israels als der zu erkennen, dem die Väter folgten und dem nun Mose und das Volk in gleicher Weise zugehören sollen. Aus dem alttestamentlichen Wort wird darüber hinaus gefolgert: Gott ist nicht ein Gott der Toten, sondern der Lebendigen (siehe S. 48). Damit wird ein Satz aufgenommen, der von jüdischen Schriftgelehrten formuliert und häufig verwendet worden ist. Wo Gott ist, da kann der Tod nicht sein. Bei ihm ist Leben und kein Sterben, Sein und kein Vergehen. Denn wenn Gott die Namen der Väter Abraham, Isaak und Jakob nennt, so zeigt er damit an, daß er nicht nur ihr Gott war, sondern auch ihr Gott ist. Dann aber muß gelten: »Für ihn sind alle lebendig«, Lk 20,38. Gott läßt die Seinen nicht, er steht zu seinem Wort und ruft sie aus dem Tod ins Leben. Weil Gott der Gott der Lebendigen ist, darum gibt es also eine Auferstehung der Toten. Wie es dabei hergehen mag, braucht nicht erörtert zu werden. Einer anschaulichen Beschreibung bedarf es nicht. Kein Hinweis wird gegeben, ob es ein Wiedersehen mit denen gibt, die uns hier nahestanden. Sondern nur von Gottes Gottheit ist die Rede. Wer bei ihm ist, befindet sich im Leben. Das zu wissen genügt. Wer aber diese Rede nicht begreift, wer Erwägungen anstellen, Möglichkeiten abschätzen oder widerlegen will, der ist in tiefem Irrtum befangen. Denn es bleibt bei der einzigen positiven Begründung für die Auferstehung der Toten: »Gott ist nicht ein Gott der Toten, sondern der Lebenden.«

Die Frage nach dem Geschick der Toten rief in den ersten christlichen Gemeinden Beunruhigung hervor. Sie waren von der Erwartung erfüllt, diese Welt werde nicht mehr lange bestehen, sondern alsbald vergehen und der neuen Welt Gottes Platz machen. Dann werde Christus auf den Wolken des Himmels erscheinen, das Gericht über Lebende und Tote halten und die Herrlichkeit des Reiches Gottes heraufführen. Aber dieser ersehnte Tag ließ auf sich warten. Statt dessen griff der Tod in das Leben der Gemeinden ein. Damit stellte sich das bedrängende Problem, ob die verstorbenen Christen am kommenden Heil teilhaben werden, oder ob sie davon ausgeschlossen sind. Ähnlich hatten auch fromme Juden gefragt, ob die Knechte Gottes, die vor Beginn der Endzeit verschieden sind, miterleben könnten, was in der Zeit der Erlösung geschehen wird. »Wehe denen, die nicht übrig bleiben« – so hatte ein Seher ausgerufen,

4 Esr 13,16. Denn sie können nicht schauen, was Israel dann widerfahren wird. Wie also steht es um die Toten, die dahingehen, ehe der Tag der Ankunft Christi anbricht? Welches wird ihr Geschick sein, und welche Hoffnung gibt es für sie?

Im ersten Brief an die Gemeinde in Thessalonich gibt der Apostel Paulus eine Antwort auf diese Frage. Die Gemeinde war durch die missionarische Tätigkeit des Paulus entstanden und hatte sich gut entwickelt. Dann aber hatte der Apostel die Stadt verlassen müssen und den Aufbau der Gemeinde nicht weiterführen können. Bald nach der Trennung waren einige Todesfälle eingetreten und hatten die christliche Hoffnung auf eine schwere Probe gestellt. Denn mußte man nicht befürchten, daß die Verstorbenen die königliche Ankunft Christi nicht miterleben würden? Um diese Sorge zu zerstreuen, geht Paulus auf die Fragen ein, die in Thessalonich aufgebrochen waren, und schreibt, er wolle die Gemeinde nicht im Ungewissen lassen über das Geschick der Entschlafenen, 1 Thess 4,13–18[317]. Nach der Redeweise, die in der hellenistischen Umwelt geläufig war, spricht er dabei von den Verstorbenen als denen, die schlafen. Dieser Ausdruck besagt jedoch nicht, daß die Wirklichkeit des Todes geleugnet oder eingeschränkt werden sollte. Sondern wie heute bezeichnete man auch damals allgemein das Sterben mit dem weniger hart klingenden Wort des Entschlafens. Der Wirklichkeit des Todes stehen die Menschen – so sagt Paulus – jedoch ratlos gegenüber. Denn sie können nur in Trauer verharren, weil sie letztlich keine Hoffnung haben. Im Unterschied dazu aber wissen die Christen aus der Kraft ihres Glaubens, daß der Tod nicht das Ende bedeutet, weil Christus über den Tod triumphiert hat. Deshalb folgt aus dem Inhalt ihres Glaubens die Gewißheit, daß Gott die, die mit Jesus – d. h. als Christen – entschlafen sind, auch mit ihm einherführen wird, V. 14. Alle, die im Glauben an Christus verstorben sind, können also nicht aus der Zugehörigkeit zu ihrem Herrn herausgerissen werden, sondern sie werden auferweckt und in den Triumphzug Christi eingereiht, in dem er am Ende sichtbar erscheinen wird. Um diesen Gedanken zu begründen, beruft Paulus sich auf ein Wort des Herrn, das er anführt und mit erläuternden Bemerkungen versieht.

Der Apostel stützt sich dabei auf einen Gedankengang, der ihm und den Gemeinden mündlich überliefert ist. Denn zur Zeit der Abfassung des Briefes – etwa 50 n. Chr. – gab es noch nicht schriftlich aufgezeichnete Evangelien. Das Markusevangelium wurde erst kurz vor 70 n. Chr. abgefaßt, die anderen Evangelien in den folgenden Jahrzehnten. Was man zur Zeit des Apostels Paulus von Jesus zu berichten wußte, wurde in den Gemeinden erzählend weitergegeben. Diese Tradition enthielt auch Sprüche, die von der letzten Zeit und der Ankunft des Herrn zum Gericht und zur Erlösung der Seinen handeln. Dabei übernahm man auch einzelne Aussagen, die in der endzeitlichen Erwartung des Judentums entstanden waren. Das Herrenwort, das Paulus den Thessalonichern nennt, gehört in diesen Zusammenhang der auf die zukünftige Wende gerichteten Hoffnung. Wie lebendig sie war, geht daraus hervor, daß Paulus sich selbst zu denen rechnet, die an jenem Tag noch am Leben sein werden. In so naher Frist also sollte die Ankunft Christi eintreten. Dann sollen – so betont der Apostel – diejenigen, die am Leben sind, nicht vor denen, die gestorben sind, bevorzugt werden. Vielmehr wird es so sein: »Der Herr selbst wird mit befehlendem Wort, mit der Stimme des Erzengels und mit der Posaune Gottes vom Himmel herabkommen, und zuerst werden die Toten, die in Christus gestorben sind, auferstehen. Danach werden wir, die wir noch am Leben sind, zugleich mit ihnen auf den Wolken in die Luft entrückt werden, dem Herrn entgegen; und so werden wir bei dem Herrn sein für alle Zeit«, 1 Thess 4,16f. Die Formulierung des Zitats ist durch das Bekenntnis und die glaubende Erwartung der christlichen Gemeinde geprägt. Daher wird vom Herrn, an den die Gemeinde glaubt, von seiner feierlichen Einholung und von den Toten in Christus gesprochen. Aus der Redeweise der jüdischen Apokalyptik aber stammen die Hinweise auf einen lauten Befehl, die Stimme des Erzengels, die Trompeten, mit denen zum Gericht geblasen wird, und das Kommen des Weltenrichters, der vom Himmel her erscheinen wird. Im Unterschied zu apokalyptischen Beschreibungen der endzeitlichen Ereignisse bieten aber die Züge, die hier aufgeführt werden, keine nähere Beschreibung der Abfolge des Endgeschehens. Sie dienen lediglich als kurze Hinweise auf das Kommen des Herrn und sollen die entscheidende Aussage hervorheben: Christus wird als der Herr erscheinen, die verstorbenen Christen aus den Gräbern rufen und sie mit der Gemeinde der Lebenden zu seinem Volk vereinen. Miteinander werden sie dann dem Herrn entgegenziehen. Dieses Bild lehnt sich an den in der Antike üblichen Brauch an, daß bei einem Besuch, den der römische Kaiser in einer Stadt machte, die Bürger vor das Tor hinauszogen, um den hohen Gast in festlichem Zug in die Mauern einzuholen. So werden auch alle, die zu Christus gehören, ihn

als den kommenden Herrscher der Welt begrüßen und dann bei ihm allezeit weilen dürfen. Mit diesem Satz findet die Antwort, die der Apostel auf die Frage der Gemeinde gibt, ihren krönenden Abschluß.
So unverkennbar in diesen Sätzen in der Sprache der Apokalyptik geredet wird, so sparsam wird doch von ihr Gebrauch gemacht[318]. Apokalyptische Vorstellungen werden nur eben angedeutet, um die endzeitliche Hoffnung mit knappen Worten zu kennzeichnen. Im Mittelpunkt aber steht die christologische Aussage. Darum kann auf jegliche Ausmalung der zukünftigen Herrlichkeit verzichtet werden. Es genügt zu wissen, daß die Seinen allezeit bei dem Herrn sein werden; alle anderen Erwägungen verlieren demgegenüber an Bedeutung. Weder über den geheimen Hintergrund der bereits abgelaufenen Geschichte noch über den Verlauf des zukünftigen Geschehens werden Spekulationen angestellt, sondern die Blicke sind nur nach vorn gerichtet – der Zukunft und Ankunft des Herrn entgegen, bei der sich Gott, der Christus von den Toten auferweckt hat, als der Gott der Lebendigen bezeugen wird.

b) Die Auferstehung der Toten

In der Gemeinde von Korinth wurde die von Juden und Christen geteilte Hoffnung auf die Auferstehung der Toten in Zweifel gezogen. »Es gibt keine Auferstehung der Toten«, in diese These wurde der Widerspruch gefaßt, den man geltend machte, 1 Kor 15,12. Welche Erwägungen sich im einzelnen hinter diesem Protest verbergen, ist nicht ganz deutlich.
Der Hintergrund jenes scharf geführten Streites muß – soweit das irgend möglich ist – aus der Argumentation erschlossen werden, in der der Apostel sich mit den Korinthern auseinandersetzt. Wie können Christen sagen, es gebe keine Auferstehung der Toten? Denn daran besteht kein Zweifel, daß die Korinther Christen sein wollten und nicht die Absicht hatten, ihren Glauben preiszugeben. Dann aber werden auch sie dem Satz zugestimmt haben, Christus sei aus dem Tod auferweckt worden, er sei der lebendige Herr. Nur so wird es verständlich, daß Paulus von dieser allen Christen gemeinsamen Überzeugung ausgeht und an den Anfang seiner Ausführungen das urchristliche Evangelium von Kreuz und Auferstehung Christi stellt, 1 Kor 15,3–5. Er will damit die Grundlage beschreiben, auf der alle Christen stehen und die auch die Korinther nicht zu verlassen beabsichtigen. Was aber folgt aus diesen Sätzen

des Bekenntnisses? Was bedeutet es für die Einstellung, die ein Christ zu seinem Leben gewinnt?

In Korinth hat man offensichtlich die Ansicht vertreten, mit der Auferstehung Christi seien die Kräfte der neuen Welt schon wirksam geworden. Wer an Christus glaube und auf ihn getauft sei, werde von diesen Kräften erfaßt und erneuert, so daß er von der Macht des Geistes durchströmt und in die Seligkeit versetzt werde. Nicht erst in der Zukunft, sondern schon in der Gegenwart, wie sie in der christlichen Gemeinde erlebt und erfahren wird, werde das Heil hier und jetzt verwirklicht. Paulus wendet sich deshalb mit der ironischen Frage an die Gemeinde, sie seien anscheinend schon endgültig gesättigt, wahrhaft reich geworden und schon in das Reich Gottes hineinversetzt, während der Apostel an solchem Glück nicht teilhabe, sondern Verfolgung und Leiden erdulden müsse, 1 Kor 4,8–13. Beides aber reimt sich nicht zusammen. Die schwärmerische Begeisterung, die die Korinther ergriffen hat, trägt sie über die nüchterne Wirklichkeit, in der ein Christ leben und bestehen muß, hinweg und läßt sie die irrige Meinung gewinnen, als wären bereits Vollkommenheit und Vollendung eingetreten.

Gegen Ende des ersten Jahrh. n. Chr. haben in einigen Gemeinden Leute die Losung ausgegeben, die Auferstehung sei schon geschehen, 2 Tim 2,18. Wo man solcher Meinung zuneigt, kann man dann allerdings erklären, eine Auferstehung der Toten, die sich in der Zukunft ereignen werde, könne es nicht geben. Ob diese Lehre in dieser Form auch schon in Korinth vorgetragen wurde, läßt sich nicht sicher feststellen. Es ist jedoch durchaus denkbar, daß ähnliche Auffassungen auch schon unter den Korinthern vorhanden waren[319]. Solche Lehre aber mußte dazu führen, daß man die Aufgaben des Alltags gering schätzte und es als gleichgültig ansah, wie man sich in seinem Leben verhält. Denn wenn die Überzeugung geteilt wird, die Seligkeit sei bereits angebrochen, dann kann man behaupten, alles sei erlaubt, 1 Kor 6,12; 10,23, und es sei gleichgültig, ob ein Christ sich mit einer Dirne einläßt, 1 Kor 6,12–20, oder ob er sich dazu entschließt, ehelos zu leben, 1 Kor 7,1–40. Dann kann man die Feier des Herrenmahls als ein Fest der Seligen begehen und nicht darauf achten, ob arme Gemeindeglieder, die keine Speisen mitbringen oder erst nach Beginn der Veranstaltung kommen konnten, auch etwas erhalten, 1 Kor 11,18–32. Aber haben Christen, die so denken, wirklich verstanden, was die Auferstehung Christi für ihr Leben bedeutet?

Diese schwerwiegende Frage muß der Apostel den Korinthern stellen. Sicherlich hat die Kraft des Geistes, den Gott den Seinen hat zuteil werden lassen, ihr Leben grundlegend verändert. Aber der Geist ist noch nicht die Vollendung, wohl aber gleichsam die Anzahlung, die als Unterpfand die kommende Herrlichkeit gültig verbürgt, 2 Kor 1,22; 5,5. Sie ist noch nicht da, sondern wird von den Glaubenden zuversichtlich erwartet. Mit Christi Auferstehung ist das Ende der Zeiten angebrochen, aber noch nicht erfüllt. Darum sind die Christen, die sich zu ihrem Herrn halten, unterwegs und befinden sich auf der Wanderschaft zwischen den Zeiten. Sie kommen von der Auferstehung Christi her, die ihr Leben und ihr Verhalten prägend bestimmt. Und sie gehen der künftigen Auferstehung der Toten entgegen, durch die ihre Hoffnung verwirklicht werden soll. Ein Christ kann und darf sich daher nicht gleichgültig gegenüber den Forderungen des Tages und dem Geschick der Brüder verhalten. Weil er weiß, daß Gott, der den Herrn auferweckt hat, auch uns auferwecken wird durch seine Kraft, 1 Kor 6,14, deshalb kann er auch über seinen Leib nicht frei verfügen und handeln, wie immer es ihm beliebt. Sondern sein Leib – alles, was er ist und hat, tut oder unterläßt – gehört dem Herrn, 1 Kor 6,13.

Der Apostel vollzieht seine Auseinandersetzung mit den Ansichten der Korinther in der Weise, daß er in einem ersten Gedankengang davon handelt, *daß* die Toten auferstehen, weil ja sonst die Predigt von der Auferstehung Christi nicht wahr sein könnte, V. 12–34. In einem zweiten Zusammenhang führt er dann aus, *wie* die Toten auferstehen und wie sich der Eingang in das Reich Gottes ereignen wird, V. 35–58. Dabei nimmt er jeweils das eine oder andere Argument der Korinther auf und sucht es zu entkräften, indem er immer wieder daran erinnert, daß der christliche Glaube den Gekreuzigten und Auferstandenen als den Herrn bekennt, Röm 10,9. Denn aus diesem Bekenntnis muß zwingend gefolgert werden, daß der Satz, es gebe keine Auferstehung der Toten, mit dem Glauben an den auferstandenen Christus auf keinen Fall vereinbart werden kann. Sondern wer glaubt, daß Christus gestorben und auferstanden ist, der weiß auch, daß die Toten, die in Christus entschlafen sind, auferweckt werden und bei ihrem Herrn sein sollen.

Wie läßt sich die Auferstehung der Toten als Inhalt christlichen Glaubens und christlicher Hoffnung begründen? Zur Beantwortung dieser Frage führt der Apostel weder allgemeine Erwägungen noch Überlegungen an, wie sie in der endzeitlichen

Erwartung des Judentums angestellt wurden. Sondern er setzt voraus, daß er zu Christen spricht, die bereit sind, über Inhalt und Konsequenz christlicher Predigt nachzudenken. Es erübrigt sich daher, den kaum aussichtsreichen Versuch zu unternehmen, Argumente zu finden, die für jedermann unwiderleglich erscheinen könnten. Paulus bezieht sich vielmehr entschieden auf den Satz, daß Christus gepredigt wird als der, der von den Toten auferweckt wurde. Von der Auferstehung der Toten reden, heißt somit, die Christuspredigt auf Leben und Sterben der Christen anwenden. Denn nicht Wünsche oder vage Hoffnungen der Menschen, sondern nur der Glaube an Christus, der von den Toten auferstanden ist, begründet und trägt die Zuversicht, daß Gott die Toten auferwecken wird[320]. Aus dieser Überlegung aber ergibt sich: »Wenn aber von Christus verkündigt wird, daß er von den Toten auferstanden ist, wie sagen dann einige unter euch: Es gibt keine Auferstehung der Toten?«, 1 Kor 15,12. Wenn sie zustimmen, daß Christus der auferstandene Herr ist, dann können sie doch nicht bestreiten, daß die Toten auferweckt werden. Sonst würde das ja bedeuten, daß auch Christus nicht auferstanden sein kann.

Wenn es keine Auferstehung der Toten gibt, so könnte auch Christus nicht auferstanden sein. Diesen negativen Schluß hebt Paulus zweimal hervor, V. 13/16, und knüpft daran jeweils eine besondere Erwägung. Die erste bezieht sich auf die Predigt des Apostels, V. 14f., die zweite auf den Glauben der Gemeinde, V. 17f. Wenn also der Inhalt christlichen Bekenntnisses bezweifelt wird, dann wäre die Predigt hohl und leer, V. 14. Dann aber wären ihre Prediger Leute, die keinen Glauben verdienen. Denn sie hätten sich – wissentlich oder vielleicht auch unwissentlich – als falsche Zeugen erwiesen, die nicht glaubwürdig gesprochen haben. Sie hätten dann behauptet, Gott habe Christus von den Toten auferweckt, während er es in Wirklichkeit gar nicht getan hätte, V. 15. Wer aber will diesen ungeheuerlichen Vorwurf gegen die Apostel erheben?

Doch nicht nur die Prediger, auch die Hörer der christlichen Verkündigung würden auf das schwerste betroffen, wenn wirklich gelten sollte: Es gibt keine Auferstehung der Toten, mithin kann auch Christus nicht auferstanden sein. Dann müßte der Glaube der Christen, die sich auf die Botschaft von Christus eingelassen haben, eitel und ohne jeden Gehalt sein, V. 17. Denn damit würde tatsächlich nicht nur die Osterbotschaft ihres Inhalts beraubt, sondern auch dem Kreuz Christi keine Heilsbedeutung mehr zukommen. Christi Tod wäre dann vielleicht das Ende eines edlen Menschen, der durch tapferes Verhalten oder stumme Ergebung in das unvermeidliche Geschick die Achtung derer verdient, die sein Sterben betrachten. Aber von diesem Ende könnte keine erlösende Kraft ausgehen. Denn nur weil der Gekreuzigte aus dem Tod auferweckt wurde, ist sein Kreuz gültige Bürgschaft dafür, daß er an unsere Stelle getreten ist, die Last auf sich genommen und fortgetragen hat, so daß die Zwingherrschaft der Sünde gebrochen ist. Paulus drückt daher die Konsequenz, die unvermeidlich gezogen werden müßte, mit den Worten aus: »Ist Christus aber nicht auferstanden ... so seid ihr noch in euren Sünden«, V. 17. Da der Apostel an dieser Stelle nicht von der Sünde in der Einzahl, sondern von einer Vielzahl von Sündentaten spricht, redet er hier nicht in dem ihm eigenen Sprachgebrauch, sondern schließt er sich an die ihm vorgegebene urchristliche Ausdrucksweise an. Paulus gibt damit zu erkennen, daß er in den Überlegungen, die er als denkbare Möglichkeiten hinstellt, die ihm und der Gemeinde vorgegebene urchristliche Bekenntnisaussage auslegt. Wollen die Korinther wirklich bei ihrer These bleiben, es gebe keine Auferstehung der Toten? Die bohrende Frage deckt den Ernst des Problems auf, den sie sich bisher wohl schwerlich klar gemacht haben. Wer sagt, Auferstehung der Toten könne nicht sein, der hebt damit nicht nur Christi Auferweckung auf, sondern nimmt auch dem Kreuz seinen Sinn. Dann wären aber auch diejenigen, die im Vertrauen auf Christus entschlafen sind, verloren. Denn auch ihr Glaube würde sich als eitel und nichtig erweisen. Das gilt für sie wie für alle Christen, V. 18. Wenn sich der Inhalt christlicher Hoffnung auf nichts anderes beziehen würde als auf dieses Leben, dann wären wir in der Tat die elendesten unter den Menschen, V. 19. Denn Glaube und Hoffnung der Christen wären nicht imstande, über Elend, Not und Sterben hinauszuführen. Sie würden vielmehr in Verlassenheit und Ratlosigkeit wieder zurückfallen und könnten sich daraus nicht wieder erheben.

Die einzig angemessene Redeweise, in der von der Auferstehung Jesu Christi gesprochen werden kann, ist die Verkündigung, die den Auferstandenen als den lebendigen Herrn ausruft. Deshalb kann Paulus im Vordersatz einmal sagen »Wenn aber von Christus verkündigt wird, daß er von den Toten auferstanden ist«, V. 12, und ein anderes Mal »wenn Christus auferstanden (bzw. nicht auferstanden) ist«, V. 14.17, ohne daß dabei ein Unterschied in der Bedeutung der Aussage vorliegt. Paulus zieht also jeweils die Konsequenzen aus, die sich aus der korinthischen These für die christliche Predigt und den christlichen Glauben ergeben müßten. Dabei bleibt er seinem Ansatz, den er bei der Christuspredigt genommen hat, treu und spricht nicht von der gesamten Menschheit, sondern nur von den Christen und denjenigen, die in Christus entschlafen sind und zum auferstandenen Herrn gehören. Allgemeine Überlegungen, was aus der gesamten Menschheit werden könnte, werden nicht angestellt. Jegliche Spekulation unterbleibt, weil es sich allein darum handelt, von Tod und Leben so zu sprechen, wie von ihnen im Zeichen des Kreuzes und der Auferstehung Jesu Christi nunmehr geredet werden muß.

Was folgt aus diesem Ansatz, den der Apostel für seine Auseinandersetzung gewählt hat? Im anschließenden Abschnitt erörtert Paulus die unlösliche Zusammengehörigkeit zwischen Christi Auferstehung und der Auferstehung der Toten, V. 20–28. Jene gedanklich gesetzte Möglichkeit, es könnte keine Auferstehung der Toten und dann auch keine Auferstehung Christi geben, wischt er mit einer Handbewegung fort. Sie kommt ernsthaft überhaupt nicht in Betracht. Denn Christus ist ja von den Toten auferstanden, und zwar als der Erstling der Entschlafenen, V. 20. Mit diesem Ausdruck spielt Paulus auf den im Alten Testament vorgeschriebenen Brauch an, von der Ernte die ersten Früchte und Garben zum Priester zu bringen zum Zeichen dafür, daß dem Gott Israels der Ertrag des Landes gehört, Lev 23,10. Die Erstlingsgabe soll anzeigen, daß alles Gottes Eigentum ist. Wird nun Christus als Erstling bezeichnet, so soll das besagen, daß er als der Auferstandene für das Ganze dasteht. Mit Christi Auferweckung hat die Auferstehung der Toten schon begonnen. Denn der erste ist von den Toten auferstanden, die anderen aber werden auferweckt werden. Christi Auferstehung bedeutet daher nicht weniger als den Anfang der Auferstehung der Toten. Um die universale Weite dieses Geschehens zu verdeutlichen, erläutert der Apostel diesen Satz durch die Gegenüberstellung von Adam und Christus, auf die er sich auch sonst im Zusammenhang der Auslegung der Christusbotschaft bezieht, Röm 5,12–21. Dabei wird der Blick vom Christusgeschehen auf die Vergangenheit gerichtet und in voller Klarheit die Unausweichlichkeit des Todesverhängnisses erkannt, das über allen Menschen liegt und allein durch Christus gebrochen werden kann. Durch einen Menschen – Adam – kam der Tod, so daß alle Menschen sterben müssen. Durch einen Menschen aber kommt die Auferstehung der Toten. Denn das ist nun die Folge: Wie in Adam alle Menschen sterben müssen und der physische Tod auch den Christen nicht erspart bleibt, so werden in Christus alle lebendig gemacht werden – das heißt: alle, die sich im Glauben zu ihm bekennen, die in Christus entschlafen und an der gewissen Hoffnung festhalten, daß Christus die Seinen nicht lassen wird, V. 21f. Obwohl an dieser Stelle nur in wenigen Worten andeutend geredet wird, ist der entscheidende Unterschied nicht übersehen: Während von Adams Tat ein unausweichlicher Zwang ausging, dem sich niemand entziehen konnte, werden Auferstehung und Leben, die Christus bringt, denen zuteil, die an ihn glauben, vgl. Röm 5,12–21.

Christi Auferstehung ist schon geschehen, die Auferstehung der Toten aber liegt vor uns als ein zukünftiges Ereignis. Paulus spricht geradezu von einer Abfolge endzeitlichen Geschehens: Jeder in seiner Abteilung, zuerst der Erstling Christus, dann diejenigen, die zu Christus gehören, die bei Christi Ankunft auferweckt werden sollen, V. 23, dann aber ist das Ende da, V. 24. Und dieses Ende bedeutet, daß Christus Gott dem Vater die Herrschaft übergibt. Dann wird alles in Gottes Hand gelegt, werden alle finsteren Mächte und Gewalten aufgehoben und beseitigt sein. Die Herrschaft Christi dauert – so wird aus Ps 110,1 herausgelesen – bis zu dem Tag, an dem alle Feinde ihm zu Füßen gelegt sind. Der letzte Feind, der zur Zeit noch herrscht, am Ende aber besiegt und vernichtet wird, ist der Tod, V. 26. Noch also ist der Tod da, noch ist die ewige Seligkeit nicht vorhanden. Paulus widerspricht damit der Meinung der Korinther, als könnten sie sich der Begeisterung der Seligen schon hingeben. Sie übersehen damit die Wirklichkeit des Todes, der noch als feindliche Gewalt das Leben der Menschen bedroht und auch den Christen entgegensteht. Sieg über den Tod aber gibt es nur da, wo Christus ist. Wer sich darum zu ihm hält und wen er hält, der steht auf der Seite dessen, der im Streit mit dem Tod unter allen Umständen obsiegen wird. Wenn aber der letzte Feind entmachtet ist, dann wird Gott allein auf dem Plan bleiben, wird er alles in allem sein, V. 28. Dann wird es keinen Tod mehr geben, sondern nur noch Leben. Dieses Geschehen, das zur endgültigen Vernichtung des Todes führt, ist also schon eingeleitet. Die Zukunft hat schon begonnen mit der Auferstehung Jesu Christi von den Toten.

Hatte Paulus gesagt, christliches Leben, in dem es nur diesseitig begrenzte Hoffnung gibt, sei elend und jammervoll, V. 19, so kommt er nun noch einmal auf diesen Gedanken zurück und weist seine Gesprächspartner darauf hin, daß christlicher

Glaube ohne Hoffnung auf die Auferstehung der Toten seines Inhalts und Sinnes beraubt wäre. Tatsächlich haben sich auch die Korinther keineswegs so konsequent verhalten, wie sie es ihren Worten nach vielleicht hätten tun müssen. Denn in Wirklichkeit beweisen sie, daß es auch bei ihnen Hoffnung über den Tod hinaus gibt, indem sie den merkwürdigen Brauch einer Taufe für die Toten üben. Paulus erwähnt diese Praxis nur beiläufig, um die Korinther auf die Widersprüchlichkeit ihres Tuns aufmerksam zu machen. Im übrigen beschreibt er dieses mit keinem Wort und nimmt auch nicht dazu kritisch Stellung. Wahrscheinlich handelt es sich um eine Sitte, wie sie in späteren Jahrhunderten auch in einigen Gruppen bestand, die sich von der Großkirche abgesondert hatten[321]. War jemand, der die Taufe begehrt, aber nicht erhalten hatte, verstorben, dann verbarg man einen anderen Menschen unter dem Lager des Verstorbenen. Er sollte dann die Frage, ob er die Taufe erhalten wolle, bejahen und getauft werden zugunsten des Toten, dem dann die Wirkung dieser Taufe zukommen sollte. Wo man solche Taufe für Tote vollzieht – das will Paulus sagen –, da läßt man tatsächlich erkennen, daß es Hoffnung über den Tod hinaus gibt.

Ohne diese Hoffnung kann ein Christ nicht durchhalten. Weder kann er die Gefahren bestehen, wie der Apostel sie ständig auf sich nehmen muß, V. 30–32, noch hat er festen Halt in seinem Leben. Ohne diese Hoffnung müßte man vielmehr sagen: »Laßt uns essen und trinken; denn morgen sind wir tot.« Paulus zitiert damit ein alttestamentliches Wort, Jes 22,13, das er als schlagwortartige Wendung aufnimmt. Ohne Hoffnung über den Tod hinaus müßte man sagen, das einzig Sinnvolle sei der fröhliche Genuß, den der Tag ermöglicht, solange die Sonne noch scheint.

Aber man täusche sich nicht! Schlechte Gesellschaft verdirbt gute Sitten, V. 33. Diesen Satz, der aus einer Komödie des Dichters Menander stammt, führt Paulus als geflügeltes Wort an, das damals öfter zitiert wurde. Eine Anwendung wird nicht hinzugefügt. Aber gemeint ist offenbar, daß Gesellschaft mit Leuten, die die Auferstehung der Toten bestreiten, einer Gemeinde auf die Dauer nicht gut bekommen kann. Die Folgen, die sich daraus ergeben, wird man schon bald sehen können. Denn so ist es in der Tat: Manche Glieder der Gemeinde in Korinth müssen endlich aus ihrem Rausch aufwachen und nüchtern werden. Dazu ist es hohe Zeit. Einige haben keine Ahnung von Gott, V. 34. Vermutlich schwingt in diesem kurzen Satz ein polemischer Klang besonderer Art mit. Denn während sich die Enthusiasten in Korinth dessen rühmen, die wahre Erkenntnis Gottes zu besitzen und besser als alle anderen zu wissen, wer Gott ist, 8,1, hält Paulus ihnen vor Augen, daß sie nicht einmal von ferne ahnen, wer Gott ist. Denn durch die Auferstehung Jesu Christi von den Toten hat Gott ein für allemal bekannt gemacht, wer er ist. Wo das nicht verstanden wird, da herrscht vollkommene Unkenntnis, ja Ahnungslosigkeit über Gott. Damit aber muß es ein Ende haben. Denn es kennzeichnet Christen, daß sie nüchtern sind und der Sünde den Kampf ansagen.

Damit ist der erste Gedankengang zum Abschluß gebracht. Zwar hat sich der Apostel dabei verschiedentlich einzelner Vorstellungen und Begriffe bedient, wie sie die endzeitliche Erwartung des zeitgenössischen Judentums ausgebildet hatte. Aber den Satz, daß die Toten auferstehen, begründet er ausschließlich aus der Predigt von der Auferstehung Jesu Christi von den Toten. Deren Wahrheit erweist sich allein in der vollmächtigen Kraft der Verkündigung. Wo sie im Glauben angenommen wird, da wird verstanden, daß die Auferweckung Christi nicht auf Grund von Analogien zu dem, was auch sonst erfahren werden kann, zu begreifen ist, sondern allein als Analogie zu dem, was noch kommen soll[322]. Zwar geht alles menschliche Wirken unaufhaltsam dem Tod entgegen. Aber der Tod wird nicht das Ende sein, weil Christus nicht im Tod geblieben ist. Dann aber kann sich der Sinn des christlichen Glaubens niemals in dem erschöpfen, was gegenwärtig vorhanden ist, sondern ist vielmehr in seinem Kern Hoffnung und zuversichtliche Erwartung dessen, was zwar verheißen ist, aber seine Erfüllung erst in der Zukunft finden wird[323].

c) Das Reich Gottes

Gegen die bisherigen Ausführungen könnte nun aber ein Einwand geltend gemacht werden, in dem sich Bedenken abermals zu Wort melden: »Wie werden die Toten auferstehen?« Diese Frage wird durch einen zweiten Satz erläutert, die sie noch einmal genauer formuliert: »Mit was für einem Leib werden sie kommen?«, V. 35. Hierin spricht sich die den Griechen seit alters geläufige Skepsis aus, der Leib sei doch vergänglich und löse sich mit dem Tod in seine Bestandteile auf, allein die Seele sei unsterblich und könne daher den Tod überdauern. Wie aber soll dann von einer Auferstehung der Toten geredet werden?

Und wie steht es um die Wirklichkeit des Reiches Gottes? Paulus setzt sich nunmehr mit diesen Überlegungen auseinander, indem er zunächst den zweiten Satz des Einspruchs aufgreift und darzulegen sucht, daß in der Tat die Auferweckung der Toten leibliche Auferstehung sein wird. Was aber heißt das?

Um dies klar zu machen, bedient sich Paulus des Bildes vom Samenkorn. Nach damaliger Vorstellung vollzieht sich das Wachstum, durch das sich aus dem Samen die Pflanze entwickelt, nicht einfach als ein natürlicher Vorgang. Sondern zunächst muß das Samenkorn in der Erde sterben, dann erst wird durch eine Auferweckung das Gedeihen der Pflanze ermöglicht. Deshalb kann im Johannesevangelium das Bild von Saat und Wachsen mit dem Sterben und Auferstehen Christi verglichen werden: »Wahrlich, wahrlich, ich sage euch: Wenn das Weizenkorn nicht in die Erde fällt und stirbt, bleibt es ein einzelnes Korn (d. h. bringt keine Frucht). Wenn es aber stirbt (und auferweckt wird), bringt es viel Frucht.« Dieser Weg – so lautet die Anwendung – ist auch Jesus bestimmt. Er muß in den Tod gehen, um auferweckt zu werden. Denn die Stunde ist gekommen, daß der Menschensohn verherrlicht werde, Joh 12,23f. Das Samenkorn muß also erst in den Tod sinken, um dann auferweckt zu werden und Frucht zu bringen. Nur durch ein göttliches Wunder kann es Wachstum und Gedeihen geben, V. 36. Und wie steht es dann mit dem menschlichen Leib? Mit ihm verhält es sich genauso wie bei Samen und Frucht, will Paulus sagen, V. 37f. Denn bei der Aussaat wird nicht der Leib, der hernach herauskommen soll, in die Erde gelegt, sondern ein bloßes Samenkorn. Gott weckt es auf und gibt ihm Gestalt, die dem Samenkorn noch nicht eignete. Dieser Gedanke einer Auferweckung der Saat wird erst auf dem Hintergund der antiken Vorstellungen verständlich, die Paulus mit seinen Zeitgenossen teilt. Läßt sich auch das von ihm vorgebrachte Argument nicht übernehmen, so will doch das Bild, das er verwendet, von der Sachaussage her begriffen werden, die es veranschaulichen soll: Auferweckung der Toten ist Auferstehung des ganzen Menschen, darum leibliche Auferweckung. Sie kommt jedoch nicht durch eine im Menschen begründete Kontinuität zustande, die sich durch den Tod hindurchhalten könnte. Sondern allein das Wunder göttlicher Tat schafft die Auferstehung der Toten als leibliche Auferweckung. Dieser Satz muß freilich näher erläutert werden.

Zur Erklärung fügt der Apostel einen Hinweis an, mit dem er darauf aufmerksam macht, es gebe im weiten Kosmos so viele verschiedene Gestalten von Körpern und leiblichen Erscheinungen: Menschen, Vieh, Vögel, Fische, darüber hinaus Sonne, Mond und Sterne. Die Vielfalt der Geschöpfe aber deutet darauf hin, daß Gott, der eine solche Fülle unterschiedlicher Gebilde gemacht hat, sehr wohl imstande ist, bei der Auferstehung der Toten aus dem Nichts Neues zu schaffen. Der Apostel betrachtet dabei den Menschen als Einheit, der nicht in einen höheren Teil, der in der unsterblichen Seele bewahrt bleibt, und in einen niederen Teil zergliedert werden darf, der mit dem verstorbenen Leib vergeht. Der Mensch ist vielmehr mit Leib, Seele und Geist Gottes Geschöpf. Der Leib haftet ihm nicht als äußere Hülle an. Sondern indem der Mensch einen Leib hat, ist er zugleich Leib. Deshalb kann Paulus z. B. auf der einen Seite die Christen daran erinnern, »daß *eure Leiber* Glieder Christi sind«, 1 Kor 6,15, auf der anderen Seite aber sagen: »*Ihr* seid der Leib Christi, und jeder einzelne ist ein Glied an ihm«, 1 Kor 12,27. »Ihr« ist dabei gleichbedeutend mit »eure Leiber«. Der Mensch handelt durch seinen Leib und seine Glieder und tritt dadurch mit anderen Menschen in Verbindung. Damit wird angezeigt, daß der ganze Mensch als Gottes Geschöpf leben und dem Willen seines Schöpfers gehorsam sein soll – es sei denn, er würde seine Bestimmung verfehlen, indem er Gottes Gebot mißachtet und der Knechtschaft unter der Sünde verfällt. Weil daher menschliche Existenz immer leibliche Existenz ist, darum wird auch die Auferweckung der Toten leibliche Auferstehung sein.

Nachdem der Apostel auf die Vielfalt geschöpflicher Wesen hingewiesen hat, die es im weiten Kosmos gibt, um zu zeigen, daß Gott jederzeit einen neuen Leib zu schaffen vermag, vollzieht er nun die Anwendung auf die von ihm verhandelte Fragestellung: »So ist es auch mit der Auferstehung der Toten. Es wird gesät verweslich und wird auferstehen unverweslich. Es wird gesät in Unehre und wird auferstehen in Herrlichkeit. Es wird gesät in Schwachheit und wird auferstehen in Kraft. Es wird gesät ein natürlicher Leib und wird auferstehen ein geistlicher Leib«, V. 42–44. In vier Antithesen wird der Gegensatz hervorgehoben. Allein das Wunder göttlicher Tat bewirkt die Auferweckung. Die Spitze der Argumentation liegt bei der letzten Aussage: Ein natürlicher Leib, der dem Sterben und Vergehen unterworfen ist, wird gesät; er wird ins Grab gelegt. Aber Gott weckt einen neuen Leib auf, wie er dem Sein entspricht, das ausschließlich von Gottes Geist bestimmt ist. Hat Gott als der Schöpfer den irdischen Leib gemacht, so wird er auch bei der Auferstehung der Toten eine Neuschöpfung wirken. Weil Gott Schöpfer und Herr ist, darum stehen die Toten auf.

Es will beachtet sein, daß der Apostel keinerlei Erwägungen über die Gestalt der neuen Leiblichkeit anstellt. In der jüdischen Apokalyptik wurde gelegentlich über Gestalt und Kleidung derer nachgesonnen, die aus den Gräbern auferweckt werden. Paulus aber bleibt bei der Aussage stehen, daß die Toten auferweckt werden und daß es eine leibliche Auferstehung sein wird. Dies zu wissen, genügt. Keinerlei Vermutungen werden darüber geäußert, wie ein jenseitiges Sein aussehen könnte. Wer weiß, daß Gott Gott ist und daß die Toten von ihm ins Leben gerufen werden, weiß alles, was zu wissen nötig ist. Alles andere kann er Gott befehlen und braucht nichts weiter zu fragen. Paulus fährt darum nicht mit weiteren Erörterungen über die Frage fort, wie sich die Auferstehung der Toten zutragen mag. Sondern er knüpft an die bisherigen Ausführungen an, indem er im Rückgriff auf das Alte Testament noch einmal begründet, daß die Auferstehung der Toten leibliche Auferweckung sein wird.

In diesem Gedankengang, V. 44b–49, geht der Apostel von einem Wort der Schöpfungsgeschichte aus: Der Mensch wurde als lebendiges Wesen erschaffen, Gen 2,7. Dabei wird jedoch das alttestamentliche Zitat umschreibend ergänzt, um eine Schlußfolgerung anfügen zu können. Es werden die Wörter »der erste Adam« eingefügt, so daß sich der Gegensatz zum »letzten Adam« ergibt. Während der erste Adam als »lebendiges Wesen« erschaffen wurde, wurde der letzte Adam »zum Geist, der lebendig macht«. Damit ist wieder auf die Auferstehung Christi von den Toten hingewiesen, die in ihrer einmaligen und zugleich universalen Gültigkeit im Gegensatz zu Adam charakterisiert wird. Die Gegenüberstellung des ersten und des letzten Menschen, die auch in diesem Zusammenhängen Anwendung findet, Röm 5,12–21, ist hier also mit der Auferstehung in Verbindung gebracht. Dadurch soll die Wirkung verdeutlicht werden, die von Christi Auferweckung auf alle ausgeht, die zu ihm gehören. Der Leben schaffende Geist, durch den Christi Auferstehung geschah, erfaßt auch die, die zu Christus gehören, und schafft die Auferweckung aus dem Tod. War der erste Mensch von Erde genommen, so kam der zweite Mensch vom Himmel, V. 47[324]. Wie alle Menschen, die zu Adam gehören, von dem Geschick betroffen sind, das von ihm ausgeht und darum irdisch sind, so werden alle, die auf der

Seite Christi stehen, von ihm bestimmt sein. Vorausgreifend nennt Paulus sie »Himmlische«, weil sie bei Christus sind, der vom Himmel kam. Wir alle – ob Christen oder Nichtchristen – trugen das Bild des Irdischen und gehören zur adamitischen Menschheit. Aber wir werden das Bild des Himmlischen tragen, indem wir mit Christus auferstehen sollen in Herrlichkeit.

Damit sind die Ausführungen über die Frage, wie denn die Toten auferstehen sollen, beendet. Obwohl der Apostel dabei recht unterschiedliche Argumente herangezogen hat – das Bild vom Samenkorn, die Vielfalt der Geschöpfe im Kosmos, die Antithese von Schwachheit und Kraft, das Verständnis des Begriffes Leib und eine an das Alte Testament anknüpfende Erwägung –, hat er in diesem Gedankengang entschieden daran festgehalten, daß von der Auferstehung der Toten sachgemäß nur im Zusammenhang mit der Christuspredigt geredet werden kann. Weil Christus von den Toten auferstanden ist, darum gibt es Auferstehung der Toten. Christus aber läßt die Seinen nicht, sondern nach seinem Bild werden sie geprägt sein und das Bild des Himmlischen tragen, V. 48f.

An dieser Stelle hätte der Apostel abschließen können. Denn er hat dargelegt, *daß* die Toten auferstehen und *wie* sie auferweckt werden. Er schließt jedoch noch einen kurzen Abschnitt an, aus dem hervorgeht, daß er mit seinen Gemeinden in der Erwartung stand, daß die Ankunft Christi und der Jüngste Tag sich in naher Zukunft ereignen werden, V. 50–58. Die Zukunft reicht so unmittelbar bereits in die Gegenwart herein, daß Paulus damit rechnet, Christus werde noch zu seinen Lebzeiten erscheinen. Deshalb spricht er nun von »uns«, die dann noch am Leben sein werden. Was aber wird dann geschehen? Die Toten werden auferweckt und mit der Gemeinde der Lebenden vereinigt, damit sie alle Christus entgegenziehen, 1 Thess 4,13–18. Dabei kommt es jedoch Paulus darauf an zu zeigen, daß niemand so, wie er hier auf Erden ist, in das Reich Gottes eingehen kann.

Das Reich Gottes bezeichnet die Herrschaft Gottes, in der er allein das Regiment führt und alles nach seinem Willen geschieht. Mit der Verkündigung Jesu und der Predigt der ersten Christenheit sagt auch Paulus, der Anbruch seiner Herrschaft stehe nahe bevor, Mk 1,15 Par, – so nahe, daß ihre Zeichen schon hier und jetzt aufleuchten, Mt 12,28 Par Lk 11,28. Wer aber wird an seiner Herrlichkeit teilhaben dürfen? Fleisch und Blut – d. h. die Menschen, die hier leben – können das Reich Gottes nicht erben, V. 50. Während die Toten unvergänglich auferweckt werden, müssen alle, die dann am Leben sind, verwandelt werden von der Sterblichkeit zur Unsterblichkeit, V. 54. Im Reich Gottes wird kein Tod mehr sein. Der Apostel teilt die zuversichtliche Gewißheit, die auch im letzten Buch der Bibel ausgesagt und im Anschluß an Jes 25,8 beschrieben ist: Dann »wird Gott alle Tränen abwischen von ihren Augen und der Tod wird nicht mehr sein, noch Leid noch Geschrei noch Schmerz wird mehr sein; denn das Alte ist vergangen. Und der auf dem Thron saß, sprach: Siehe, ich mache alles neu!«, Offb 21,4f. Paulus bezieht sich an dieser Stelle nicht nur auf Jes 25,8, sondern verbindet damit eine Anspielung auf einen Satz aus dem Buch des Propheten Hosea, 13,14. Beide Zitate faßt er zusammen und formt sie zu einer einheitlichen Aussage, die als jubelnde Herausforderung den Triumph über den Tod beschreiben soll: »Der Tod ist verschlungen vom Sieg. Tod, wo ist dein Sieg? Tod, wo ist dein Stachel?«, V. 54f. Am Ende gerät der Tod in den Strudel der vergehenden Welt hinein und ist mit ihr zum Untergang bestimmt.

An diesen Satz knüpft Paulus eine kurze Bemerkung an, die das Wort »Stachel« aufnimmt und den Zusammenhang kurz aufzeigt, der für sein theologisches Denken entscheidend ist: »Der Stachel des Todes aber ist die Sünde, und die Kraft der Sünde ist das Gesetz«, V. 56. In den Ausführungen von 1 Kor 15 ist von der Rechtfertigung des Sünders nicht ausdrücklich die Rede gewesen. Daß jedoch dieser Gedanke dem Apostel stets vor Augen gestanden hat, zeigt er am Ende mit diesem Hinweis. Der Stachel, mit dem der Tod die Menschen niederzwingt, ist die Sündenmacht. Sie aber hat mit Hilfe des Gesetzes ihre Zwingherrschaft aufgerichtet. Diese Verbindung ist von Paulus im Römerbrief näher ausgeführt, Röm 6,23; 7,7–25, hier wird sie nur eben angedeutet. Während Paulus im Römerbrief die Rechtfertigungslehre mit dem Hinweis darauf erläutert, daß Gott die Toten auferweckt und dem Nichtseienden ruft, daß es sei, Röm 4,17, setzt er an dieser Stelle die Auferstehung der Toten in Beziehung zur Rechtfertigungslehre. Hier wie dort handelt es sich um dieselbe Weise göttlichen Handelns. Den Gottlosen spricht Gott gerecht, die Toten weckt er auf. Nicht bei uns, sondern allein bei ihm gibt es Gerechtigkeit, die er denen beilegt, die seinem Wort trauen. Nicht in uns, sondern allein bei ihm ist das Leben, das er schaffend wirkt, so daß auch der Tod die Waffen strecken, den Kampf aufgeben und dem Untergang verfallen muß. Nicht anders als mit jubelndem Dank kann Paulus daher seine Ausführungen abschließen:

»Gott aber sei Dank, der uns den Sieg gibt durch unsern Herrn Jesus Christus«, V. 57. Schon jetzt gibt Gott diesen Sieg, schon jetzt kann der Jubel angestimmt werden. Daraus aber folgt, daß Christen nüchtern, fest und unerschütterlich die Aufgaben ihres Lebens zu bestehen haben, von der Zuversicht getragen, daß ihr Wirken nicht vergeblich ist in dem Herrn, V. 58. Weil das Handeln der Christen im Zeichen der Hoffnung geschieht, darum ist es Ausdruck dankbarer Antwort auf das Evangelium, das Christi Auferstehung von den Toten als Beginn und Unterpfand der Auferstehung der Toten verkündigt[325].
Der Apostel Paulus hat in der Auseinandersetzung mit den Korinthern gezeigt, daß er das Sein der Glaubenden als das Leben derer versteht, die durch den Glauben an Christi Auferstehung und die Hoffnung auf die eigene Auferstehung bestimmt sind. Wenn aber dieser Glaube und diese Hoffnung nicht nur auf tiefen Gedanken gründen, die man neben anderen ernsten Erwägungen auch hegen kann, so können sie nicht lediglich zierenden Schmuck oder tröstende Erbauung darstellen, sondern müssen sie das ganze Sein der Christen erfüllen. Wo dieser Glaube und diese Hoffnung festgehalten werden, da muß daher alles, was über den Menschen gesagt wird, unter der Überschrift stehen: Auferstehung der Toten[326].

4. Das neue Leben in Christus

a) Das ewige Leben

Was ist gemeint, wenn vom ewigen Leben die Rede ist? Diese Frage wird besonders eingehend im Johannesevangelium erörtert. Dabei wird die Gabe des ewigen Lebens nicht als ein jenseitiges Gut verstanden, sondern als die Wirklichkeit, die dem Glauben schon hier und jetzt widerfährt. So sagt der johanneische Christus: »Wahrlich, wahrlich, ich sage euch: Wer mein Wort hört und dem glaubt, der mich gesandt hat, der hat das ewige Leben und kommt nicht in das Gericht, sondern er ist vom Tod zum Leben hindurchgedrungen«, Joh 5,24. In diesem Satz, der mit einer feierlichen Versicherung eingeleitet wird, ist die überlieferte Begrifflichkeit endzeitlicher Erwartung verwendet. Von Hören und Glauben, Leben, Tod und Gericht wird gesprochen. Dabei ist aber nicht an ein zukünftiges Ereignis gedacht, das sich am Ende der Geschichte zutragen wird. Es wird nicht das Gericht beschrieben, das am Jüngsten

Tag über alle Menschen gehalten werden soll. Sondern es wird ausgesagt, was sich vollzieht, wenn ein Mensch Jesu Wort hörend aufnimmt und sich ihm glaubend öffnet. Er erkennt in Jesus denjenigen, den der Vater als Retter in die Welt gesandt hat. Wer sich ihm vertrauend zuwendet und seinem Wort recht gibt, der hat damit den Schritt getan, durch den sich alles entscheidet, ja schon entschieden hat. Denn er ist nunmehr dem Gericht entnommen. Kein Urteil kann mehr gegen ihn gefällt werden, und niemand kann ihn verdammen.

Wer an Jesus als den Gottessohn glaubt, der wird nicht gerichtet. Umgekehrt aber gilt: »Wer aber nicht glaubt, der ist schon gerichtet; denn er glaubt nicht an den Namen des einzigen Sohnes Gottes«, Joh 3,18. Das bedeutet, daß sich das letztgültige Gericht schon ereignet, wo ein Mensch sich der Liebe Gottes, die ihm in Christus zugewandt ist, versagt. Der Glaube aber begreift, daß Christus ihm ewiges Leben erschließt. Dieses Leben beginnt nicht erst jenseits des physischen Todes und entfaltet sich nicht erst in einer himmlischen Welt. Sondern ewiges Leben ist Leben, das wahrhaft diesen Namen verdient: in der Gemeinschaft mit Gott stehen, zu ihm so fest gehören, daß weder Schmerz noch Leiden, weder Sterben noch Vergehen von ihm zu trennen vermögen. Denn wen Gott angeredet hat und wer ihm bejahend geantwortet hat, der ist damit von seinem schöpferischen Wort getroffen, das schaffend wirkt, was es spricht. Damit aber ist durch die Verwandlung des gegenwärtigen Augenblicks in das ewige Leben Zukunft eröffnet, die keine Macht der Welt, weder Teufel noch Tod zu beenden imstande sind. Denn ewiges Leben ist Gottes Leben, wahrhaftiges Leben im Unterschied zu allem dahinschwindenden Leben, das unaufhaltsam dem Vergehen unterworfen ist. Deshalb heißt es: Wer das glaubt, der ist schon vom Tod zum Leben hinübergeschritten und kommt nicht in das Gericht.

Das ewige Leben läßt sich nicht vorweisen, so daß jedermann es prüfend betrachten könnte, um dann zu überlegen, ob er es mit diesem Angebot versuchen oder aber es ausschlagen sollte. Sondern dieses Angebot begegnet allein in dem zugesprochenen Wort Jesu Christi, dem der Glaube antwortet. Denn das ist – wie der johanneische Christus sagt – »das ewige Leben, daß sie dich erkennen, der du allein wahrer Gott bist, und Jesus Christus als den, den du gesandt hast«, Joh 17,3. Glauben bedeutet daher, das wirkliche Leben zu empfangen. Im Anschluß an die sonst geläufige Begrifflichkeit, in der sich die endzeitliche Erwartung ausspricht, wird dieser Gedanke so ausgedrückt: »Wahrlich, wahrlich, ich sage euch: Es kommt die Stunde, ja sie ist schon da, in der die Toten die Stimme des Sohnes Gottes hören werden, und alle, die sie hören, werden leben«, Joh 5,25. Hier ist von der Auferstehung der Toten die Rede, wie sie in apokalyptischen Bildern von Juden und Christen beschrieben wurde. Sie wird nun jedoch nicht als ein noch ausstehendes Ereignis genannt, das sich in näherer oder auch fernerer Zukunft zutragen mag. Sondern die Auferstehung der Toten vollzieht sich bereits hier und jetzt. Denn wer den Ruf Jesu Christi vernimmt, der hört die Stimme des Menschensohns, der die Toten aus den Gräbern ruft. Er gehört zu denen, die aus der Wahrheit sind und die Wahrheit erkennen. Denn das wird als Ziel der Sendung und des Werkes Jesu angegeben: »Ich bin dazu geboren und in die Welt gekommen, daß ich die Wahrheit bezeugen soll. Wer aus der Wahrheit ist, der hört auf meine Stimme«, Joh 18,37.

Der biblische Begriff der Wahrheit bezeichnet das, was unbedingt gilt und so zuverlässig ist, daß man sich allezeit darauf stützen kann. Die Wahrheit ist gewiß; man kann auf sie bauen, was immer auch kommen mag. Darum heißt es von Gott, er sei der Hüter der Wahrheit, auf dessen Wort man unbedingt vertrauen kann. Seine Wege sind gerecht, so daß man auf ihnen sicheren Trittes vorangehen kann. Diese Wahrheit wird nicht als Ergebnis menschlichen Fragens, Suchens und Grübelns gewonnen, zu dem man schließlich nach sorgfältigem Abwägen der Gründe und Gegengründe gelangt. Sondern weil sie Gottes Wahrheit ist, ist sie den Menschen immer schon voraus und wird ihnen eröffnet als das, was Gott gesetzt hat und ihnen nun als festen Grund ihres Lebens schenkt. Wer begriffen hat, daß die Wahrheit dem Menschen von Gott gegeben ist, der versteht, wie diese Welt in Wahrheit beschaffen ist, und gewinnt damit die Fähigkeit, sinnvoll und verantwortlich zu handeln. Die Wahrheit – das bedeutet das griechische Wort seinem Ursinn nach – ist das Unverborgene, das, was sich in unverhüllter Klarheit und Eindeutigkeit zeigt. Diese unverborgene Wahrheit aber ist allein Gottes Sache und kann vom Menschen erst da geahnt und ergriffen werden, wo ihm etwas begegnet, das über seinen Erfahrungsbereich hinausgeht, wo er betroffen und gehalten wird von dem, was ihn als Grund seines Lebens trägt. Für diese Wahrheit, die als Antwort auf alles menschliche Suchen und Fragen gegeben wird, hat Jesus Zeugnis abgelegt, ja mehr: Diese Wahrheit ist kein anderer als er selbst, Joh 14,6. In ihm findet das Suchen und Forschen der Menschen die schlechthin gültige Antwort. Wer darum aus der Wahrheit ist, wer getroffen ist vom Wort der Wahrheit, das Jesus selbst ist, der vernimmt diese seine Stimme als das Wort der Wahrheit.

Im Licht dieser Wahrheit, die Jesus Christus ist, wird aufgedeckt, in welcher Lage sich die Welt in Wirklichkeit befindet. Weil Jesus die Wahrheit ist, darum wird sichtbar, daß die Menschen ohne ihn in der Unwahrheit leben. Weil Jesus das Leben ist, darum erweist sich, daß ohne ihn alle sich im Tod befinden. Denn der Weg jedes Menschen endet im Tod, in der Nichtigkeit, im Vergehen. Am Ende aller Wege aber steht nicht die Verlorenheit, sondern Christus als die Wahrheit und das Leben. Gott selbst ist durch die Wahrheit, die Jesus von Nazaret ist, in die Unwahrheit, die Lüge und die Finsternis der Welt eingetreten, um sie zu überwinden und den Weg der Wahrheit zu eröffnen. Dieser Weg der Wahrheit aber wird in der Liebe beschritten. Denn der Glaube, der Jesu Stimme vernommen hat, weckt die Kraft der Liebe. Daher kann es im ersten Johannesbrief heißen: »Wir wissen, daß wir aus dem Tod in das Leben gekommen sind; denn wir lieben die Brüder. Wer nicht liebt, der bleibt im Tod«, 1 Joh 3,14.

Diese Aussagen wurden offenbar schon bald als zu kühn empfunden, so daß man sie durch Zusätze im Sinn der herkömmlichen Anschauung auf die Zukunft gerichteter Hoffnung ergänzte und damit nicht unerheblich einschränkte. Ein Redaktor, der den ursprünglichen Text des Johannesevangeliums bearbeitet hat, fügte daher die Verse ein: »Denn es kommt die Stunde, in der alle, die in den Gräbern sind, seine Stimme hören werden, und die Gutes getan haben, werden herauskommen zur Auferstehung des Lebens, die aber Böses getan haben, zur Auferstehung des Gerichts«, Joh 5,28f.[327]. Damit wird wiederum auf den letzten Tag geblickt, der dereinst eintreten wird. Dann wird die große Scheidung zwischen den Menschen vollzogen, so daß die Bösen von den Gerechten gesondert werden. Der Auferstehung des Lebens wird eine Auferstehung des Gerichts gegenübergestellt, die zur unwiderruflichen Vollstrekkung des letztgültigen Urteils führt. Im Unterschied zu dieser redaktionellen Ergänzung legt aber der Evangelist Johannes allen Nachdruck auf die Aussage, daß der Glaube bereits durch das Gericht hindurchgeschritten und aus dem Tod in das Leben gelangt ist, das kein Tod mehr zu zerstören vermag.

Glaubst du das? – auf diese Frage spitzt sich die Predigt des Evangelisten zu. Sie wird in dem Gespräch erläutert, das

Marta, die Schwester des verstorbenen Lazarus, und Jesus am Grab des Toten miteinander führen, Joh 11,20–27. Marta wendet sich an Jesus mit der Bemerkung, wäre er da gewesen, so wäre ihr Bruder nicht gestorben. Doch trotz dieser Enttäuschung, die sie nicht verbergen kann, spricht sie die Überzeugung aus, was immer Jesus von Gott erbitten werde, das werde er ihm geben. Daraufhin sagt Jesus zu ihr, ihr Bruder werde auferstehen. Aber was heißt das? Marta versteht diesen Satz im Sinn überkommener Erwartung, die sich auf die Auferstehung der Toten am Jüngsten Tag bezieht. Sie spricht daher in korrekter Formulierung die Gewißheit aus, die weite Kreise des damaligen Judentums teilten: »Ich weiß wohl, daß er auferstehen wird – bei der Auferstehung am Jüngsten Tage«, Joh 11,24. Aber kann solche Erwartung die Erfüllung der Hoffnung bedeuten, der Tod möchte weichen und das Leben herrschen? Sie ist auf eine noch ausstehende Zukunft gerichtet und zieht nicht die Möglichkeit in Betracht, Gott könnte hier und jetzt handeln.

Jesus läßt die Antwort, die Marta gegeben hat, stehen, ohne sie zu bestreiten. Aber das Wort, das er nun zu ihr spricht, setzt völlig neu an und holt die Begriffe Auferstehung und Leben aus der Zukunft in die Gegenwart herein: »Ich bin die Auferstehung und das Leben«, Joh 11,25. Dieser Satz muß im Zusammenhang mit den anderen »Ich bin«-Worten des Johannesevangeliums gesehen werden: Brot des Lebens – Licht der Welt – die Tür – der gute Hirt – der rechte Weinstock[328]. Jeder dieser Begriffe bezeichnet das Ziel des Hoffens der Menschen. Denn jeder Mensch möchte satt werden und weiß zugleich, daß er nicht vom Brot allein leben kann. Jeder Mensch braucht Licht, um leben zu können, und strebt nach dem Licht, das die Finsternis endgültig vertreibt. Jeder Mensch weiß, daß er sterben muß, und sehnt sich nach Leben, das nicht dem Vergehen unterworfen sein möchte. Auf diese Erwartungen wird in den johanneischen Christus-Worten Bezug genommen, um zu sagen: Das Brot des Lebens, von dem alle wissen, wie nötig sie seiner bedürfen – hier ist es. Das Licht der Welt, ohne das die Welt im Dunkel der Finsternis vergehen müßte – hier scheint es. Auferstehung und Leben, die allein den Tod zunichte werden lassen – hier gibt es sie. Dabei wird in der Form, in die die Sätze gefaßt sind, an eine Redeweise angeknüpft, die im Alten Testament vorgebildet ist. So ruft der Prophet aus: »Wer tut und macht das? Wer ruft die Geschlechter von Anfang her?« Und die Antwort lautet: »Ich bin's, der Herr, der Erste und bei den Letzten noch derselbe«, Jes 41,4. Auf die Frage, wo denn der zu finden sei, der die Hoffnung zu verwirklichen imstande ist, heißt es: Hier ist er – ich bin es. Mit diesem Wort stellt sich der Gott Israels als der vor, der den Göttern der Völker unendlich überlegen ist.

Dann aber ist deutlich, was die johanneischen Christusworte aussagen. Sie weisen auf die Erwartung hin, die von allen Menschen geteilt wird, und heben hervor, daß sie in Christus erfüllt ist – in ihm allein. Brot des Lebens – Licht der Welt – Auferstehung und Leben: Christus ist es, niemand und nichts außer ihm. Dabei wird von dem geredet, was er für die ist, die an ihn glauben, und was er für sie tut. Deshalb wird an den »Ich bin«-Spruch in der Regel ein Nachsatz angefügt, der eine nähere Erklärung bietet: »Das Brot des Lebens bin ich – Wer zu mir kommt, wird nie mehr hungrig sein; und wer an mich glaubt, wird keinen Durst mehr haben«, Joh 6,35. »Das Licht der Welt bin ich – Wer mir nachfolgt, der wird nicht in der Finsternis bleiben, sondern wird das Licht des Lebens haben«, Joh 8,12. Und so auch hier: »Die Auferstehung und das Leben bin ich – Wer an mich glaubt, der wird leben, selbst wenn er stirbt; und wer lebt und an mich glaubt, der wird niemals sterben«, 11,25f. Das heißt: Die Auferstehung und das Leben werden nicht unabhängig von Christus zuteil, sondern nur so, daß er als die Auferstehung und das Leben geglaubt und empfangen wird. Jesus verheißt also den Menschen nicht diese oder jene Gabe, sondern sich selbst. Leben und Tod sind nicht ein Zustand, der getrennt von ihm existierte. Sondern er allein ist im wahren Sinn das Leben[329]. Diese Gabe, die er ist und schenkt, befindet sich weder im Himmel noch in einer fernen Zukunft. Sondern sie wird durch ihn den Seinen zuteil. Denn – so bemerkt M. Luther zu dieser Aussage des Johannesevangeliums – »der, an den du glaubst, ist nicht im Himmel und die Auferstehung hier auf Erden. Du sollst nicht mich und die Auferstehung und das Leben auseinanderreißen«[330].

In einer parallel gebauten Aussage wird positiv und negativ erläutert, was Auferstehung und Leben für die bedeuten, die auf Christus vertrauen, und dabei der gegenseitige Zusammenhang zwischen Glauben, Leben und Sterben dargelegt. Wer an Christus als die Auferstehung und das Leben glaubt, der wird leben, auch wenn er den irdischen Tod sterben muß. Und umgekehrt: Wer lebt und an ihn glaubt, der wird nimmermehr sterben. Zwar bleibt er dem leiblichen Tod unterworfen und muß ihn erleiden. Aber die Kraft des Lebens, das Christus ist und gibt, kann auch durch den Tod nicht zerstört werden. Denn für den, der zu Christus gehört, hat der Tod den Charakter des Endgültigen verloren. Damit sind zwar nicht Leiden, Schmerzen und Pein aufgehoben, aber dem Tod ist der Schrekken genommen. Das Leben, das Jesus Christus ist und schenkt, unterscheidet sich jedoch von dem Leben aller Menschen dadurch, daß ihr Leben unaufhaltsam zum Tod führt, während das Leben Jesu Christi aus dem Tod kommt. Denn er ist von den Toten zum Leben auferweckt, das kein Tod mehr vernichten kann. Insofern Jesus Christus denen, die an ihn glauben und zu ihm gehören, an diesem seinem Leben Anteil gibt, haben auch sie den Tod im Rücken, obwohl sie noch sterben müssen. Aber der leibliche Tod, der ihnen noch bevorsteht, unterscheidet sich nun so sehr von dem Tod, dem sonst alles Leben unterworfen ist, daß er dem Leben gegenüber keine wirkliche Konkurrenz mehr darstellen kann[331].

»Glaubst du das« – so fragt Jesus. Er fragt nicht, ob Martha begriffen hat, was sie vernahm, oder ob sie mit ihrem Verstand zu folgen vermochte. Denn nur im Glauben kann verstanden werden, worauf hier alles ankommt. Martha drückt diesen Glauben aus, indem sie Worte des Bekenntnisses aufnimmt und nachspricht: »Ja, Herr, ich glaube, daß du der Christus bist, der Sohn Gottes, der in die Welt gekommen ist«, 11,27. Damit erkennt sie an, daß in ihm Gottes Wirken in die Welt eingebrochen ist, durch das dem Leben der Sieg über den Tod gegeben wurde. Sind die Menschen in allen Bereichen ihres Lebens ständig vom Tod umgeben und bedroht, so kann, ja muß der Christ mit M. Luther sagen: »Das Leben ist unter dem Tod verborgen. Die Vernunft begreift das nicht, aber der Glaube sagt: Ich sterbe in Christus hinein; wohin ich auch komme, werde ich ihn finden ... darum ist für mich der Tod besser als das Leben ... So sehe ich im Tod das Leben«[332].

b) Sterben und Auferstehen mit Christus

Christi Sterben und Auferstehen hat das Verhältnis von Leben und Tod grundlegend verwandelt für alle, die zu ihm gehören. In sein Sterben und Auferstehen sind nach Überzeugung der ersten Christenheit alle hineingenommen, die auf Christus getauft sind. Der Apostel Paulus erinnert die Gemeinde in Rom an dieses Wissen, das allen Christen gemeinsam ist, und stellt fest: »Wir alle, die wir auf Christus Jesus getauft sind, sind in seinen Tod getauft«, Röm 6,3. In diesen Worten ist eine Aus-

drucksweise verwendet, die in der hellenistischen Umwelt der urchristlichen Gemeinden durchaus geläufig war.
In den Mysteriengemeinschaften wurden kultische Weihehandlungen vollzogen, durch die die Mysten mit dem Schicksal einer Kultgottheit verbunden werden sollten. Dabei handelte es sich zumeist um Gottheiten, die ursprünglich im Orient verehrt wurden, dann aber im gesamten Bereich des Mittelmeerraums Anhänger gefunden hatten. Der Kultmythus erzählte von ihrem Sterben und Auferstehen und beschrieb damit das Werden und Vergehen, das sich ständig in der Natur vollzieht. Die Menschen der alten Welt waren von der starken Sehnsucht getragen, mit göttlicher Kraft erfüllt zu werden, um dadurch Leben zu empfangen, das den Tod überdauert und über die vielen Enttäuschungen und Leiden dieser Welt hinaushebt. Solche Kraft verhießen die Mysterienreligionen ihren Anhängern. Sie sollte durch die Einweihung jedem zuteil werden, der sich in den Dienst einer Gottheit begab und ihr huldigte. Über die gottesdienstliche Handlung sollte Stillschweigen gewahrt werden, um nicht das Geheimnis zu entweihen. Doch in mehr oder minder deutlichen Hinweisen, die antike Autoren verschiedentlich geben, wird berichtet, wie ein Myste in unter der Erde gelegene, dunkle Räume geführt, bei der Einweihung mit neuen Gewändern bekleidet und dann wieder zum Licht hinaufgeleitet wurde. Auf diese Weise wurde er in das Vergehen und Auferstehen und damit in das Schicksal der Kultgottheit hineingenommen, so daß die Lebenskräfte, die von ihr ausgehen, ihn durchströmen und vergöttlichen sollten. »Ich ging – so erzählt ein Myste – bis zur Grenzscheide zwischen Leben und Tod. Ich betrat die Schwelle der Proserpina[333]. Und nachdem ich durch alle Elemente gefahren war, kehrte ich wiederum zurück. Zur Zeit der tiefsten Mitternacht sah ich die Sonne in ihrem hellen Licht leuchten; ich schaute die unteren und die oberen Götter von Angesicht zu Angesicht und betete sie in der Nähe an«[334].
Wenn die Christen der hellenistischen Gemeinden sich dieser Ausdrucksweise bedienten und sie auf die Taufe anwendeten, so gaben sie doch diesen Worten einen neuen Sinn. Denn sie sprachen nicht von einer Weihehandlung, die göttliche Kräfte und Unsterblichkeit den Mysten spendet. Sondern sie sagten, daß der Getaufte in das Sterben und Auferstehen Jesu Christi hineingenommen ist. Aber in welcher Weise wird er mit diesem Geschehen verbunden? Paulus spricht mit den frühchristlichen Gemeinden davon, daß ein wirklicher Tod gestorben wurde:

»Wir sind mit ihm begraben durch die Taufe in den Tod«, Röm 6,4. Der Hinweis auf das Grab hebt hervor, daß ein Leben wirklich beendet ist. Der Apostel meint damit das alte Leben, in dem wir der Sündenmacht unterworfen waren, so daß wir ihr Sklavendienst leisten mußten. Durch den Tod sind nun jedoch alle Rechtsverpflichtungen aufgehoben, sind die Bande ein für alle Mal gelöst. Während man nun aber im Denken der Mysterienreligionen nicht nur von einem Sterben, sondern auch von einem schon vollzogenen Auferstehen im Sinne einer Erfüllung mit göttlicher Kraft als Gabe der Unsterblichkeit redete, gibt Paulus der Gedankenfolge eine völlig neue Richtung. Den begonnenen Satz vollendet er nämlich mit folgenden Worten: »damit, wie Christus durch die Herrlichkeit des Vaters auferweckt wurde von den Toten, auch wir in einem neuen Leben wandeln«, ebd. Der Tod hat sich zwar schon ereignet, aber die Auferstehung liegt noch vor uns. Das zukünftige Geschehen der Auferstehung der Toten will und soll jedoch das Leben derer bestimmen, die auf Christus getauft sind, die mit seinem Namen gezeichnet sind und an ihn glauben[335]. Durch die Taufe ist der Christ seinem Herrn übereignet, so daß er im Glauben die Gabe des neuen Lebens ergreift, die fortan sein Denken, Reden und Handeln leitet und trägt.

Paulus erläutert diesen Gedanken, indem er ihn mit verschiedenen Begriffen wiedergibt: »Unser alter Mensch ist mit ihm gekreuzigt worden«, Röm 6,6. Dabei wird auf die Vergangenheit zurückgeblickt und gesagt: Sie ist mit Christus ans Kreuz geschlagen worden, so daß sie endgültig abgetan ist. »Wir sind mit Christus gestorben«, Röm 6,8. Dieser scharfe Trennungsstrich hat nicht nur die Vergangenheit ein für allemal beendet. Sondern er bezeichnet zugleich auch den neuen Anfang, der nun verpflichtend gilt: Wir gehören zu Christus und stehen damit auf der Seite des Lebens, nicht des Todes – auf der Seite eines neuen Wandels, nicht aber der Gefolgschaft der Sünde. Aus dieser Gewißheit aber folgt die Zuversicht: »Wir glauben, daß wir auch mit ihm leben werden«, Röm 6,8.

Über diese paulinischen Aussagen geht der Kolosserbrief, der von einem Apostelschüler verfaßt wurde, hinaus. Denn er spricht nicht nur von einem Tod, der in der Taufe gestorben wurde, sondern auch von einer Auferstehung, die sich dabei schon ereignet hat[336]: »Mit ihm seid ihr begraben durch die Taufe, und mit ihm seid ihr auch auferstanden durch den Glauben an die Kraft Gottes, der ihn von den Toten auferweckt hat«, Kol 2,12. Im Unterschied zu Röm 6 wird nun der

Nachdruck auf die Aussage gelegt: Ihr seid mit ihm auferstanden, in der Taufe ist die Auferstehung tatsächlich schon geschehen. Dabei ist jedoch auch der Kolosserbrief weit davon entfernt, in einen Rausch schwärmerischer Begeisterung zu verfallen oder an eine Übermittlung von Unsterblichkeit zu denken, wie man sie sich in den Mysteriengemeinschaften vorstellte. Sondern mit Christus auferweckt sein bedeutet nichts anderes, als Vergebung der Sünden zu haben und deshalb ein neues Leben zu führen. Denn – so wird fortgefahren – dazu »hat Gott euch mit ihm lebendig gemacht, die ihr tot wart in den Sünden«, 2,13. Das alte Leben wird damit schlechthin als ein Tod bezeichnet, in dem man einst befangen war. Aus diesem Tod aber hat Gott alle, die auf Christus getauft sind und an ihn glauben, herausgerufen und zu neuem Leben auferweckt.

Wer das erfahren hat, der hat die Folgerungen zu ziehen, die sich zwingend ergeben: »Seid ihr nun mit Christus auferstanden, so sucht, was droben ist, wo Christus ist, der zur Rechten Gottes sitzt. Trachtet nach dem, was droben ist, nicht nach dem, was auf Erden ist. Denn ihr seid gestorben, und euer Leben ist mit Christus in Gott verborgen. Wenn aber Christus, euer Leben, offenbar wird, dann werdet auch ihr mit ihm offenbar werden in Herrlichkeit«, Kol 3,1–4. Dieser Aufruf ist geradezu von hymnischem Klang erfüllt. Gottes Tat ist schon geschehen. Er hat schon aus dem Tod zum Leben gerufen. Dieses Leben ist freilich nicht als göttliche Fülle und Kraft zur Unsterblichkeit übereignet. Sondern aus der geschehenen Zuwendung des Heils wird der Aufruf zum glaubenden Vollzug abgeleitet: »Sucht, was droben ist.« Dem Suchen und Streben ist damit sein Ziel vor Augen gehalten. Nach droben, das heißt: dorthin, wo Christus bei Gott ist. Mitten in dieser Welt sind daher die Seinen schon mit der himmlischen Welt verbunden. Denn das Haupt ist droben, und die Seinen halten an ihm fest, indem sie sich von allem, was nach unten ziehen möchte, befreit wissen. Damit ist dem Weg der Christen die Richtung gewiesen, in die sie ihre Schritte zu lenken haben.

Was einst war, das gilt nun nicht mehr. Das alte Leben ist ein für allemal durch den Tod abgetan, der mit Christus gestorben wurde. Doch das neue Leben, das durch Gottes schaffende Macht zuteil wird, ist nur da Wirklichkeit, wo es »durch den Glauben« angenommen und geführt wird, Kol 2,12. Damit ist die schwärmerische Vorstellung entschieden abgewehrt, als wäre das Heil in ungebrochener Fülle sichtbar vorhanden, der Tod bereits verschwunden und die Auferstehung der Toten schon geschehen. Das alte Leben ist mit dem Tod beendet, der mit Christus gestorben wurde, so daß die Vergangenheit keinen Anspruch mehr stellen kann. Das Leben aber, das Gott in der Auferstehung mit Christus schuf, ist und bleibt ganz an Christus gebunden und wird daher nicht in die Verfügung des Menschen gegeben. Er hat das Leben nur da, wo er mit Christus lebt und seinem Herrn vertraut. Weil aber das Leben derer, die mit Christus auferstanden sind, noch den Blicken der Menschen entzogen und vor ihnen verborgen ist, darum bedürfen sie des ermahnenden Zuspruchs, durch den sie im Festhalten am Evangelium bestärkt und zur Bewährung im Wandel angehalten werden. Dabei dient die räumliche Unterscheidung zwischen »oben« und »unten« dazu, das Entweder – Oder der Entscheidung zu verdeutlichen, die das Leben der Christen tragend bestimmt. Im Sterben und Auferstehen mit Christus ist diese Entscheidung schon in bindender Gültigkeit gefallen. Deshalb ist im Handeln der Glaubenden nichts anderes zu tun, als den alten Menschen, der mit Christus gestorben ist, abzulegen und den neuen Menschen anzuziehen, den Gott geschaffen und in der Auferstehung mit Christus ins Leben gerufen hat, Kol 3,5–17.

c) Leben und Sterben der Christen

Vom Wandel der Christen sagt der Apostel Paulus, der Tod des alten Lebens liege hinter ihnen; denn sie seien mit Christus gekreuzigt, Gal 2,19. Die, die zu Christus gehören, haben ihr Fleisch gekreuzigt samt allen Leidenschaften und Begierden, Gal 5,24. Sie haben dem Eigenwillen abgesagt, nach dem ihr Begehren und Streben als Maßstab alles Denkens und Handelns galten. Sie haben vielmehr im Glauben das Kreuz Christi als ihr Kreuz auf sich genommen und sich dadurch auf einen neuen Weg gestellt: »Nun lebe nicht mehr ich, sondern Christus lebt in mir. Solange ich aber in diesem Leib lebe, lebe ich im Glauben an den Sohn Gottes, der mich geliebt und sich selbst für mich dahingegeben hat«, Gal 2,20. Der Apostel vergißt nicht etwa, daß er sich auf dieser Erde befindet, Freude und Last leiblicher Existenz erfährt und am Ende sterben muß. Sondern er ist sich darüber im klaren, daß er weiterhin den Bedingungen und Möglichkeiten menschlichen Daseins unterworfen ist wie alle anderen Menschen auch. Aber in sein Leben ist eine Wende eingetreten, die alles von Grund auf verwandelt und erneuert hat. Weil er mit dem Sterben und Auferstehen Jesu Christi gültig in Verbindung gebracht ist, erfüllt fortan diese Zugehörigkeit sein ganzes Leben. Er schaut auf den Tod, den er mit Christus erfahren hat, zurück und sieht deshalb vor sich allein das Leben. Zwar wird er eines Tages sterben müssen, wie es jedem Menschen auferlegt ist. Aber alle Tage, die vor ihm liegen, stehen nun im Zeichen des Lebens, das ihm mit Christus zuteil geworden ist. Dieses Leben ist so ganz und gar an Christus gebunden und mit seinem Namen so unlöslich verknüpft, daß es nicht anders beschrieben werden kann als mit dem Satz, daß nunmehr Christus in ihm lebt und daher Christus sein Leben ist. Nun gibt es – wie M. Luther sagt – kein »Ich« mehr, das von Christus noch getrennt oder unterschieden werden könnte. Jenes »Ich«, das ohne ihn war und leben zu können meinte, gehört vielmehr zum Tod und zur Hölle. »Nun aber bleibt Christus in mir, und dieses Leben besteht in mir. Das Leben, das ich lebe, ist darum Christus«[337].

Paulus sieht daher alles, was den Christen widerfahren kann, im Zeichen dieser Gewißheit, so daß keiner sich selbst lebt und keiner sich selbst stirbt, sondern: »Leben wir, so leben wir dem Herrn; sterben wir, so sterben wir dem Herrn. Darum, ob wir leben oder sterben, so gehören wir dem Herrn. Denn dazu ist Christus gestorben und wieder lebendig geworden, daß er über Tote und Lebende Herr sei«, Röm 14,8f. Das Verhältnis des Menschen zu Gott hängt nicht mehr davon ab, ob er lebt oder stirbt. Sondern es ist allein durch Jesus Christus und den Glauben bestimmt, der ihm im Leben und im Sterben vertraut.

Der Christ kann jeden Tag, der ihm gegeben ist, als Gabe Gottes annehmen und die Aufgaben, die ihm gestellt sind, als Gottes Auftrag begreifen. Er hat keinen Anlaß, sich innerlich von der Welt zu lösen und von ihr schon vor der Zeit Abschied zu nehmen. Wie er Leben und Tod in die Hand seines Herrn legt und von ihm empfängt, so nimmt er auch dankbaren Herzens entgegen, was ihm Gottes Schöpfung gibt und beschert. Sich nicht in sorgenden Gedanken über die Zukunft, über Speise und Kleidung zu verzehren, hat er von seinem Herrn gelernt. Er wird jedoch auch nicht die Welt verachten oder gering schätzen, sondern in der zuversichtlichen Gewißheit sein Leben führen, daß er als Geschöpf Gottes seinem Herrn auf allen Wegen vertrauen und darum in getroster Zuversicht seine Straße fröhlich ziehen kann.

Es wäre freilich eine Täuschung, wenn man meinen wollte, dieses neue Leben der Christen sei von Sorgen und Leiden befreit. Im Gegenteil, die Christen sind nicht nur in das Leben, sondern auch in das Leiden Christi hineingenommen und begreifen deshalb, daß sie ihren Weg nicht anders gehen können als in der Bereitschaft, sich um Christi willen in Geduld, in Verfolgung und Schmerzen zu schicken. Paulus erinnert die Gemeinden daran, daß sein apostolischer Dienst unter außergewöhnlichen Belastungen verrichtet werden muß: »Bis auf diese Stunde leiden wir Hunger und Durst, sind dürftig gekleidet, werden geschlagen und haben keine feste Bleibe«, 1 Kor 4,11. Das muß so sein, weil er und seine Mitarbeiter in der Verfolgung das Sterben Jesu an ihrem Leib tragen, 2 Kor 4,10. Aber gerade darin machen sie die wunderbare Erfahrung, daß sie nicht umkommen, sondern an ihrem gebrechlichen Leib zugleich das Leben Jesu offenbar wird. »Denn mitten im Leben werden wir immerdar in den Tod gegeben um Jesu willen, damit auch das Leben Jesu an unserm sterblichen Leibe offenbar werde«, 2 Kor 4,11. Wurde Christus aus Schwachheit gekreuzigt, so kann derjenige, der ihm folgt, nicht erwarten, sein Leben müsse durch Erweise von Kraft und Stärke gezeichnet sein. Sondern wie Christus aus Schwachheit gekreuzigt wurde, aber aus Gottes Kraft lebt, so werden auch die Seinen schwach sein in ihm, aber mit ihm leben aus der Kraft Gottes, 2 Kor 13,4. Ist Gottes Kraft gerade dort am Werk, wo nichts ist, so wird denjenigen, die sich ihrer eigenen Ohnmacht und Schwachheit bewußt werden, Gottes Kraft zuteil: »in großer Geduld, in Leiden, in Nöten, in Ängsten, in Schlägen, in Gefängnissen, in Verfolgungen, in Mühen, in Wachen . . . als Unbekannte, und doch bekannt; als Sterbende, und siehe, wir leben; als Gezüchtigte, und doch nicht getötet; als Traurige, aber allezeit fröhlich; als Arme, aber die doch viele reich machen, als die nichts haben, und doch alles haben«, 2 Kor, 6,4f. 9f. Dabei ist der Blick des Christen vorwärts gerichtet; denn er möchte »ihn erkennen und die Kraft seiner Auferstehung und die Gemeinschaft seiner Leiden und so seinem Tode gleichgestaltet werden«, damit er gelange zur Auferstehung der Toten, Phil 3,10f.

Paulus teilt nicht die Anschauung stoischer Philosophen, die sich innerlich vollkommen gegen die Empfindung von Leiden, Trauer oder Sorge abschirmen, so daß nichts dergleichen sie mehr erreichen kann, weil es ihr wahres Ich nichts angeht. Sondern der Apostel betrachtet alles, was ihm in seinem Leben widerfährt, im Licht des neuen Lebens, das ihm durch Christus und mit Christus gegeben ist. Deshalb kann er in einer unvergleichlichen inneren Gelassenheit und Freiheit alles, was um ihn herum geschieht und ihn in schwere Sorge versetzen könnte, betrachten. Im Gefängnis schreibt er an die Gemeinde von Philippi und teilt ihr mit, seine Sache stehe so ernst, daß er durchaus mit der Möglichkeit rechnen müsse, das gegen ihn angestrengte Verfahren werde mit seinem Tode enden. Dennoch sind seine Worte auf den Ton der Freude gestimmt und ruft er dazu auf, sich alle Tage in dem Herrn zu freuen. Für sich selbst erhofft er nichts anderes, als daß Christus an seinem Leib verherrlicht werden möge, »es sei durch Leben oder durch Tod«, Phil 1,20.

Der Apostel ist bereit, den Weg zu gehen, den Gott ihm bestimmt. Christus nennt er sein Leben und Sterben Gewinn. Dabei weiß er nicht zu sagen, welcher Seite er mehr zuneigen soll. Auf der einen Seite empfindet er das Verlangen, aus der Welt zu scheiden und bei Christus zu sein. Auf der anderen Seite ist er sich dessen bewußt, daß die Gemeinden ihn brauchen und er bei ihnen sein müßte, Phil 1,21–26. Wenn Paulus sagt: »Ich sehne mich danach, aus der Welt zu scheiden und bei Christus zu sein«, 1,23, so beschreibt er die kommende Herrlichkeit mit keinem Wort, sondern bezeichnet sie nur mit dem Namen Christi. Derselbe Name aber steht auch für das Leben und die Aufgabe, die Paulus hier zu erfüllen hat. Darum kann es kommen, wie immer es kommen mag, in jedem Fall wird Christus sein Leben und sein Sterben bestimmen. Paulus neigt also nicht etwa zu der Auffassung, müde und resigniert der Welt den Abschied geben zu wollen. Sondern er gibt sich ganz in die Hand seines Herrn, dem er lebt und stirbt[338].

Was immer geschieht, der Christ ist von der Gewißheit getragen, »daß weder Tod noch Leben, weder Engel noch Mächte, noch Gewalten, weder Gegenwärtiges noch Zukünftiges, weder Hohes noch Tiefes noch irgendein anderes Geschöpf uns scheiden kann von der Liebe Gottes, die in Christus Jesus ist, unserm Herrn«, Röm 8,38f. Diese Aussagen des Römerbriefes stimmen ein Triumphlied an, dessen Klänge fast zu hoch zu greifen scheinen. Der Apostel bedient sich an dieser Stelle hymnischer Wendungen, um die unermeßliche Kraft zu beschreiben, die Gott denen schenkt, die ihre Hoffnung nicht auf ihre eigenen Fähigkeiten setzen, sondern auf den, der die Toten auferweckt. Könnte es jemals – das ist die Frage – so weit kommen, daß die Liebe, die Gott uns in Christus zugewandt hat, enden würde? Vielerlei Situationen vermag sich der Christ vorzustellen: Er kann von Angst gepackt werden, er kann in eine ausweglos erscheinende Sackgasse hineingeraten. Er kann verlästert oder verfolgt werden. Ja, es kann sein, daß er im Glauben schwach und unsicher wird. Äußere Gefahren können ihn bedrohen und ihm den Weg versperren. Widrige Mächte und Gewalten können sein Leben schütteln, so daß er meint, einem blinden Schicksal preisgegeben zu sein. Es kann den Anschein haben, daß Gestirne den Lauf allen Geschehens lenken. Aber sie bleiben gleichwohl Gottes Geschöpfe, die er gemacht hat und die ihm zu dienen haben. Weder sie noch irgendein Ereignis, das im Leben eintreten könnte, wird imstande sein, eine trennende Wand aufzurichten, die Gottes Liebe fernzuhalten vermöchte. Im Gegenteil, niemand ist so mächtig, daß er Gott in den Arm fallen könnte – auch nicht der Tod, der am Ende aller Wege steht. Gottes Liebe, die Christus nicht im Tod gelassen, sondern ihn von den Toten auferweckt hat, ist stärker als alles, was es sonst im Himmel und auf Erden geben mag.

Daß die gesströstete Zuversicht, die aus dieser Gewißheit erwächst, der bitteren Wirklichkeit des Todes standzuhalten vermag, hat sich in vielen Sterbestunden erwiesen. So berichten die Freunde Martin Luthers, die während seines Endes bei ihm waren, er habe ein letztes Gebet gesprochen, in dem er sagte: »O mein himmlischer Vater, ein Gott und Vater unseres Herrn Jesu Christi, du Gott alles Trostes, ich danke dir, daß du mir deinen lieben Sohn Jesum Christum offenbart hast, an den ich glaube, den ich gepredigt und bekannt hab, den ich geliebet und gelobet hab. Ich bitte dich, mein Herr Jesu Christe, laß dir meine Seele befohlen sein. O himmlischer Vater, ob ich schon diesen Leib lassen und aus diesem Leben hinweggerissen werden muß, so weiß ich doch gewiß, daß ich bei dir ewig bleiben und aus deinen Händen mich niemand reißen kann«[339].

Anmerkungen

Die Abkürzungen der biblischen Bücher und die Schreibweise der biblischen Eigennamen folgt dem Ökumenischen Verzeichnis der biblischen Eigennamen nach den Loccumer Richtlinien, Stuttgart 1971; die sonstigen Abkürzungen richten sich soweit dort angemerkt, nach S. Schwertner, Internationales Abkürzungsverzeichnis für Theologie und Grenzgebiete, Berlin und New York 1974.

1 Vgl. dazu J. Reese, Hellenistic Influence on the Book of Wisdom and its Consequences, AnBib 41, Rom 1970, S. 33f. und S. 146ff. – Zum Begriff der Apokryphen vgl. L. Rost, Einleitung in die alttestamentlichen Apokryphen und Pseudepigraphen einschließlich der großen Qumran-Handschriften, Heidelberg 1971, S. 15ff.; 18ff. und unten S. 48f. – Zu den literarischen Problemen der Weisheit Salomos vgl. Rost, S. 41ff.

2 VitAd 12ff. und Apk M 15 ff., deutsch in den »Apokryphen und Pseudepigraphen des Alten Testaments«, hg. E. Kautzsch (= APAT) II, Tübingen 1900 (Darmstadt 1975), S. 513f. und S. 250ff. Zu den literarischen Problemen des Lebens Adams und Evas vgl. Rost, S. 114ff.

3 Vgl. dazu unten S. 61ff.

4 Seine geistige Nähe zu Hen 1–36 und 91–107 betont P. Grelot, L'eschatologie de la Sagesse et les apocalypses juives, in: A la rencontre de Dieu. Mémorial A. Gelin, Lyon 1961, S. 173ff.

5 Vgl. dazu Reese, S. 160ff. und Grelot, S. 165ff.

6 Vgl. F. Gogarten, Die christliche Hoffnung, Deutsche Universitätszeitung 9, 24, 1954, S. 3ff.

7 Platon, Phaidon St 69e–70a. Übersetzung D. Fr. Schleiermacher.

8 Phaidon St 70e, vgl. St 76a.

9 Phaidon St 114c. – Zur Sache vgl. E. Ehmark, Transmigration in Plato, HTR 50, 1957, S. 1ff. und P. Friedländer, Platon I, Berlin ^{3}1964, S. 182ff. und besonders S. 191ff. – Einen knappen Gesamtüberblick über den griechischen Jenseitsglauben bietet W. Jaeger, The Greek Ideas of Immortality, in: Humanistische Reden und Vorträge, Berlin 1960, S. 287ff.

10 Gorgias St 473a, vgl. St. 469b und 527.

11 Phaidros St 245c–246a.

12 Vgl. dazu K. Rahner, Grundkurs des Glaubens. Einführung in den Begriff des Christentums, Freiburg, Basel, Wien ^{7}1977, S. 76ff.

13 Vgl. dazu Rahner, S. 264ff. und besonders S. 267

14 Vgl. Cicero, Tusculanae Disputationes/Gespräche in Tusculum I, 31 und 36, aber auch die Wiederaufnahme des Begriffs bei C. G. Jung, Werke VIII, S. 467ff., zitiert bei U. Mann, Der Tod in der religiösen Vorstellungswelt der Zeiten und Kulturkreise, in: Grenzerfahrung Tod, hg. A. Paus, Graz, Wien, Köln 1976, S. 70.

15 Vgl. dazu G. von Rad, Das erste Buch Mose. Genesis, ATD 2/4, Göttingen ^{9}1972, S. 37ff. und W. Zimmerli, Grundriß der alttestamentlichen Theologie, ThW 3, Stuttgart ^{2}1975, S. 27ff.

16 Vgl. auch Hen 25,6, APAT II, S. 254, und dazu unten S. 74.

17 Zu dem selbst in der Übersetzung dieses Ausschnitts erkennbaren Problem des literarischen Wachstums der Sprüche vgl. z. B. von Rad, S. 67f.

18 So auch von Rad, S. 68.

19 Vgl. R. Martin-Achard, De la mort à la résurrection, BT.B, Paris und Neuchatel 1956, S. 23f. und S. 45, sowie von Rad, a. a. O.

20 Vgl. dazu K. Budde, Die biblische Paradiesesgeschichte, BZAW 60, Gießen 1932, S. 16ff.

21 Vgl. O. H. Steck, Die Paradieserzählung, BSt 60, Neukirchen 1970, S. 116ff.

22 Vgl. die Übersetzungen AOT², S. 143ff. und ANET², S. 101ff. und dazu O. Weber, Die Literatur der Babylonier und Assyrer, Leipzig 1907, S. 105ff. und F. M. Th. de Liagre Böhl, Die Mythe vom weisen Adapa, WO 2, 5/6, 1959, S. 416ff.

23 Vgl. die griechische Mythe von den Äpfeln der Hesperiden, referiert bei H. J. Rose, Griechische Mythologie, München ²1961, S. 19, sowie mit Quellenauszügen und Illustrationen bei F. Brommer, Herakles. Die zwölf Taten des Helden in antiker Kunst und Literatur, Darmstadt ²1972, S. 47ff. – Vgl. ferner das Mythologem von Nektar und Ambrosia als göttlicher Zaubernahrung und dazu Odyssee V, 196ff. mit V, 85ff. – Zum Lebensbaum vgl. auch E. O. James, The Tree of Life. An archaeological study, SHR 11, Leiden 1966.

24 Zum Gilgamesch-Epos vgl. A. L. Oppenheim, Ancient Mesopotamia, Chicago 1964, S. 255ff.; F. M. Th. de Liagre Böhl, Das Problem ewigen Lebens im Zyklus und Epos des Gilgamesch, in: Opera Minora, Groningen und Djakarta 1973, S. 234ff. – Übersetzungen bieten AOT², S. 150ff.; ANET², S. 72ff.; Das Gilgamesch-Epos, hg. A. Schott und W. von Soden, Reclam 7235/35a, Stuttgart 1958 (1974) sowie Das Gilgamesch Epos, hg. H. Schmökel, Stuttgart 1966, hinfort als GE zitiert.

25 Der Sonnengott. Zu den mesopotamischen Göttern vgl. die einschlägigen Artikel von O. E. Edzard im Wörterbuch der Mythologie, hg. H. W. Haussig I, Stuttgart 1965.

26 GE, S. 43, Tafel III, IV, 5ff. 27 GE, S. 87., Tafel X, II, 1ff.

28 Vgl. dazu E. F. Wente, Egyptian »Make Merry« Songs Reconsidered, JNES 21, 1967, S. 118ff. und H. Brunner, Wiederum die ägyptischen »Make Merry« Lieder, JNES 25, 1966, S. 130ff., die nachweisen, daß die Harfnerlieder ursprünglich keinen funerären Charakter besaßen, sondern bei weltlichen Festen und Gelagen gesungen wurden. Vgl. auch das Harfnerlied bei S. Schott, Altägyptische Liebeslieder, Bibliothek der Alten Welt, Zürich 1950, S. 54f.

29 Vgl. Koh 5,9–19; 8,9–15; 8,16–9,10; 11,7–12,6.

30 Vgl. z. B. Mimnermos fr. 2 (Diehl), übersetzt bei H. Fränkel, Dichtung und Philosophie des frühen Griechentums, München ³1969, S. 241; Alkaios, fr 20 (D); 73 (D); 91 (D), griechisch und deutsch bei M. Treu, Alkaios, Tusc, München ²1963.

31 Carmina I, 11,8; vgl. II, 3; II, 14 und II, 18, lateinisch und deutsch bei Horaz, Sämtliche Werke hg. H. Färber, Tusc, München 1967 (1970). – Zum antiken Todesverständnis vgl. auch M. Roncelaar, Das Leben mit dem Tode in der Antike, in: Grenzerfahrung Tod (Anm. 14), S. 83ff.

32 GE, S. 88, Tafel X, III, 1ff. 33 Der Sturmgott.
34 Ilias und Odyssee werden nach der Übersetzung von Th. von Scheffer, Sammlung Dieterich Bd. 13 und 14, Leipzig 1938 (Bremen 1958) zitiert. Die kretische Vermittlung der Vorstellung vom Elysium gilt seit L. Malten, Elysion und Rhadamanthys, JDAI 28, 1913, S. 35 als erwiesen. Vgl. z. B. F. Schachermeyr, Die minoische Kultur des alten Kreta, Stuttgart 1964, S. 305.
35 Hesiod, Erga 166ff.; vgl. Pindar, OdOlymp 2, 68ff.
36 Vgl. dazu E. Rhode, Psyche I, Tübingen 5-61910, S. 68ff.
37 Vgl. dazu unten S. 23.
38 Als Parallele vgl. immerhin, was der hellenisierte babylonische Priester Berosus über die Entrückung des Sindfluthelden Xiusuthros erzählt, AOT², S. 201.
39 Zum aethiopischen Henochbuch vgl. Rost (Anm. 1), S. 101ff. und jetzt unbedingt J. T. Milik, The Books of Enoch. Aramaic Fragments of Qumran Cave 4, Oxford 1976, S. 4ff. und besonders S. 22ff.
40 Zum Jubiläenbuch vgl. Rost, S. 98ff. Übersetzung der zitierten Stelle APAT II, S. 47.
41 Vgl. dazu H.-Chr. Schmitt, Elisa, Gütersloh 1972, S. 102ff.
42 Vgl. dazu Dtn 33,26; Ps 18,11; 68,5.34; 104,3; Jes 19,1 und Hab 3,8. Zu den Keruben als personifizierten Gewitterwolken vgl. W. Eichrodt, Theologie des Alten Testaments II/III, Stuttgart und Göttingen 111961, S. 137 und E. Würthwein, Die Bücher der Könige, ATD 11,1, Göttingen 1977, S. 67.
43 Vgl. dazu R. Hillmann, Wasser und Berg, Diss. Halle 1965, S. 14ff., ferner C. Houtman, De Hemel in het Oude Testament, Franeker 1974, S. 74f.
44 Vgl. auch unten S. 24f.
45 Zum Problem der literarischen Beziehung zwischen den beiden Geschichten vgl. Schmitt, Elisa, S. 153f.; zum literarischen Befund von 2 Kön 4,8ff. ebd., S. 93ff.
46 Zum literarischen Befund vgl. Schmitt, Elisa, S. 80f.
47 Zum Aqhat-Epos vgl. die Zusammenfassung bei H. Gese, Die Religionen Altsyriens, RM 10,2, Stuttgart 1970, S. 87ff. Im gleichen Werk ausführliche Einführung in die ugaritische Religion.
48 Zur Annahme des Todes durch den homerischen Menschen vgl. Fränkel, Dichtung und Philosophie, S. 89f.
49 Consolatio ad Apollonium 119e.
50 Man muß freilich berücksichtigen, daß uns im Alten Testament eine sehr einseitige Auswahl aus der altisraelitischen Literatur vorliegt und sich z. B. der Klage über Saul und Jonatan 2 Sam 1,19ff. erinnern, um den aufgestellten Gegensatz mindest im Blick auf die vorexilische Epoche in gesunder Weise zu relativieren.
51 Vgl. dazu immer noch M. Heidegger, Sein und Zeit, § 50, Tübingen 71953, S. 249ff.
52 Vgl. dazu unten S. 42ff. – Zur Solidarität vgl. W. Schulz, Zum Problem des Todes, in: Denken im Schatten des Nihilismus. Festschrift W. Weischedel, Darmstadt 1975, S. 313ff.
53 Apologie St 29a, Übersetzung D. Fr. Schleiermacher.
54 Ebd. 55 St 40c.
56 Vgl. St 40a mit 41 und dazu W. K. C. Guthrie, A History of Greek Philosophy III, Cambridge 1969 (1975), S. 402ff.

57 St 41b. Vgl. auch oben S. 13.

58 Vgl. dazu auch A. de Saint-Exupéry, Terre des Hommes, Oeuvres, Bibliotheque de la Pléiade, Paris 1953, S. 176ff.

59 »Non fueram, non sum, nescio; non ad me pertinet«, Römische Grabinschriften hg. H. Geist und G. Pfohl, Tusc, München [2]1976, S. 164, Nr. 433.

60 Ebd., Nr. 434.

61 »Nil fui, nil sum: et tu, qui vivis, es bibe lude veni«, ebd., S. 164f., Nr. 435.

62 Apologie St 40e–41c.

63 Zur Ableitung des Wortes »Scheol« vgl. L. I. J. Stadelmann, The Hebrew Conception of the World, AnBib 39, Rom 1970, S. 165f.

64 Die ausgelassene Reihe gehört einer apokalyptisierenden, den Aufenthalt in der Unterwelt auf die Zeit bis zur Auferstehung begrenzenden Bearbeitung an.

65 Angeredet ist Gott.

66 Zur Übersetzung vgl. F. Stier, Das Buch Ijob hebräisch und deutsch, München 1954, S. 70ff. und H. Bobzin, Die »Tempora« im Hiobdialog, Diss. phil. Marburg 1974, S. 204ff.

67 Vgl. z. B. Ps 9,14; 18,5ff.; 30,4; 71,20; 86,13; 88,5ff. und zur Auseinandersetzung über die Tragweite der Vorstellung z. B. Chr. Barth, Die Errettung vom Tode in den individuellen Klage- und Dankliedern des Alten Testaments, Zollikon 1947, S. 80ff. mit W. Wächter, Der Tod im Alten Testament, Berlin/DDR und Stuttgart 1964, S. 48ff. und N. J. Tromp, Primitive Conceptions of Death and the Nether World in the Old Testament, BibOr 21, Rom 1969, S. 129ff. – Zur Vorstellung vom Tode als schwächster Form des Lebens vgl. A. R. Johnson, The Vitality of the Individual in the Thought of Ancient Israel, Cardiff [2]1964, S. 88.

68 Vgl. dazu unten S. 31.

69 Selbst wenn man hier billig lediglich eine poetische Einkleidung unterstellen darf, weist sie auf einen entsprechenden Volksglauben zurück.

70 Daneben gibt es eine dritte, ursprünglich allgemein die Totengeister meinende aus dem akkadischen eṭimmu entlehnte Bezeichnung der Totengeister. Vgl. H. Wohlenstein, Zu den israelitischen Vorstellungen von Toten- und Ahnengeistern, BZ NF 5, 1961, S. 35ff.; ferner F. Schmidtke, Träume, Orakel und Totengeister als Künder der Zukunft in Israel und Babylonien, BZ NF 11, 1967, S. 240ff.

71 Vgl. dazu oben S. 29.

72 Vgl. auch J. Wellhausen, Reste arabischen Heidentums, Berlin [3]1961 ([2]1897), S.151. – Gunkels Erinnerung, Genesis, HK I, 1, Göttingen [3]1910, S. 361, an Plautus, Amphitryon I 3, 34: »Cur me tenes? tempus est; exire ex urbe, priusquam lucescat volo« (»Warum hältst du mich fest? Ich will die Stadt verlassen, ehe es hell wird«) verdient noch immer Beachtung.

73 Vgl. dazu R. Tischner, Ergebnisse okkulter Forschung. Eine Einführung in die Parapsychologie, Stuttgart 1950, S. 167ff.

74 Vgl. dazu H. A. Hoffner, ThWAT I, Sp. 141ff.

75 Vgl. Schmökel (Anm. 24), GE, S. 118ff., Tafel XII, 69ff.

76 Vgl. auch Ilias XXIII, 97ff.

77 Vgl. W. F. Otto, Die Manen oder von den Urformen des Totenglaubens, Darmstadt [3]1976 (= [2]1958). Cicero, Tusc. Disp. I, 29

scheint mir freilich mindestens nicht so eindeutig und ausschließlich die Traumhypothese zu vertreten.

78 Vgl. dazu Otto, S. 105ff., der mit Recht an Justinus Kerners »Seherin von Provorst«, erinnert. Das Werk ist neu aufgelegt mit einem Vorwort von J. Bodamer, Stuttgart [3]1973. – Zur Sache vgl. auch A. Köberle, Die Welt des Übersinnlichen. Hindernis oder Hilfe auf dem Weg zum Glauben, NZSTh 13, 1971, S. 176ff. und derselbe, Das Weltbild der Parapsychologie. Wandlungen im Seelenverständnis der Gegenwart, in: Denkender Glaube. Festschrift C. H. Ratschow, Berlin 1976, S. 225ff.

79 Vgl. z. B. Odyssee X, 495; XI, 207; Sophokles, Aias 1257; Euripides fr. 532; ferner Pindar, OdPyth 8,95. Das Alte Testament kennt den Vergleich des flüchtigen Lebens mit dem Schatten, Ps 102,12; vgl. Weish 2,5, aber nicht den Schatten als Totenseele.

80 Vgl. dazu unten S. 52f.

81 Vgl. verbales nascham im reflexiven N-Stamm Jes 42,14.

82 Die Bedeutung »Kehle, Gurgel« belegt schön Jes 5,14. Die Bedeutung »Atem« läßt sich nur über den verbalen N-Stamm mit der Konnotation »tief durchatmen« postulieren, vgl. z. B. Ex 23,12 und C. Westermann, THAT II, Sp 73.

83 Vgl. F. Kluge, Etymologisches Wörterbuch der deutschen Sprache, hg. W. Mitzka unter Mhf. A. Schirmer, Berlin [17]1957, S. 697.

84 Vgl. 2 Sam 1,19 und den ugaritischen Text CTA 18:V:24f.

85 Für die Auflösung des Kontinuitätsproblems übernehme ich die Verantwortung. Zur Sache vgl. A. Schnaufer, Frühgriechischer Totenglaube, Spudasmata 20, Hildesheim und New York 1970, S. 58ff. und S. 198ff. Seine Untersuchung hat die Einwände Ottos, S. 27ff. und S. 40ff., gegen Rohde aus der Welt geschafft.

86 Vgl. Gen 3,19 und dazu oben S. 16.

87 Vgl. dazu oben S. 33.

88 Vgl. dazu oben S. 23.

89 Vgl. dazu K. Seybold, Das Gebet des Kranken im Alten Testament, BWANT 99, Stuttgart 1973, S. 123ff.

90 Zum hebräischen Verständnis der Krankheit oder einer anderen Lebensminderung als Auslieferung an die Macht des Todes vgl. oben S. 29 mit Anm. 67.

91 Vgl. dazu oben S. 22.

92 Vgl. dazu Milik (Anm. 39), S. 25 und S. 28ff., besonders S. 31.

93 Vgl. 4 Q En^b 1, III, 11, Milik, S. 171f. und 4 Q En^c 1, VI, 1, Milik, S. 192 und S. 194.

94 4 Q En^e 1, XXII margin 3f., Milik, S. 229.

95 4 Q En^e 1, XXII, margin 1, ebd. – Im Blick auf die griechische Lesart pneumata ton psychon ton anthropon, vgl. M. Black, PVTG 3, Leiden 1970, z. St., kann man fragen, ob auch im aramäischen Urtext von den ruchot nafschot kol bene 'anascha' die Rede war. Bei dem fragmentarischen Erhaltungszustand von 4 Q En^e 1, XXII margin wäre das nicht ausgeschlossen.

96 Vgl. dazu Rost (Anm. 1), S. 93f.

97 Vgl. dazu oben S. 34.

98 Vgl. die Übersetzung APAT II, S. 374.

99 Auf exegetischer Seite hat B. Vawter, Intimations of Immortality and the Old Testament, JBL 91, 1972, S. 158ff. eine vergleichbare Position bezogen und dadurch den Widerspruch von H. Ch. Brichto, HUCA 44, 1973, S. 1ff. provoziert.

100 Vgl. Jes 14,9; 26,14.19; Ps 88,11; Spr 2,18; 9,18; 21,16 und Ijob 26,5.

101 KAI 13,8; 14,8; 117,1. In der letztgenannten, lateinisch-punischen Bilingue steht als lateinisches Äquivalent »dis manibus«, die »Guten Götter« bzw. »Manen«. Vgl. zu diesen K. Latte, Römische Religionsgeschichte, HAW V, 4, München 1960 (1967), S. 99f.

102 Vgl. dazu oben S. 33f. – Der Hebräer hätte aus dem Wort Refaiter das Verb rafa' »heilen« oder das Verb rafah »erschlaffen« heraushören können.

103 Vgl. CTA 20–22 und die Übersetzung ANET^2, S. 149b–151a; dazu A. Caquot, Les rephaims ougaritiques, Syr. 37, 1960, S. 74ff.; H. Gese, Religionen (Anm. 47), S. 91; ferner Hesiod, Werke und Tage 109–126 und dazu E. Rhode, Psyche I$^{5-6}$, S. 252ff.

104 So die sumerische bzw. akkadische Umschreibung der Unterwelt. Vgl. Friedr. Delitzsch, Das Land ohne Heimkehr, Stuttgart 1911, S. 14 und S. 36f. mit Anm. 21; aber auch K. Tallqvist, Sumerisch-akkadische Namen der Totenwelt, StOr V, 4, Helsinki und Leipzig 1934, S. 15.

105 Vgl. dazu oben S. 27.

106 Auf einen älteren Zusammenhang dürfte die sumerische Vorstellung hinweisen, daß den Toten nachts die Sonne und an den Neumondtagen auch der Mond schien. Vgl. dazu S. N. Kramer, Death and Nether World According to the Sumerian Literary Texts, Iraq 22, 1960, S. 63. – Zu den ägyptischen Vorstellungen vgl. H. Kees, Totenglaube und Jenseitsvorstellungen der alten Ägypter, Berlin ^{2}1956.

107 CTA 4: VII: 47f.; vgl. die Übersetzung von J. C. de Moor, The Seasonal Pattern in the Ugaritic Myth of Ba^{c}lu, AOAT 16, Kevelaer und Neukirchen 1971, S. 164.

108 Vgl. zu ihm Gese, Religionen (Anm. 47), S. 135ff.

109 Vgl. zu den Namen G. Widengren, VT 4, 1954, S. 98f. und N. J. Tromp, Primitive Conceptions (Anm. 67), S. 54ff.

110 Vgl. CTA 4: VIII: 9ff., dazu die Übersetzung ANET^2, S. 135, sowie CTA 6: VI: 28.

111 Vgl. CTA 4: VIII: 1ff. mit 5: V: 11ff. und zur Bedeutung des knkny J. C. de Moor, JNES 24, 1965, S. 363, Anm. 68 bzw. von demselben, Seasonal Pattern, AOAT 16, S. 170f. Zur Sache vgl. auch Schmökel (Anm. 24) GE, S. 81 (Tafel IX, II, 1ff. Assyr. Version).

112 Odyssee X, 508ff.; Vergil, Aeneis VI, 295ff. und dazu E. Norden, P. Vergilius Maro Aeneis Buch VI, Darmstadt ^{6}1976 (^{3}1927), S. 220, sowie Platon, Phaidon St 112e–113c und dazu P. Friedländer, Platon I^3, S. 276ff.

113 Schmökel, GE S. 89ff. (Tafel X) und oben S. 20f.

114 Vgl. die Schilderung Charons bei Vergil, Aeneis VI, 298ff. und dazu V. von Geisau, KP 1, Sp. 1138f.

115 Zur Grube, schachat, vgl. z. B. Ijob 33,18.30; Jon 2,7, zur Zisterne, bor, Ps 88,5; Jes 38,18.

116 Vgl. Ps 88,12; Ijob 26,6; Spr 15,11; 27,20 conj.; personifiziert Ijob 28,22 und Offb 9,11. Zur Übersetzung vgl. Stadelmann, AnBib 39, S. 168.

117 Vgl. M. Tsevat, VT 4, 1954, S. 43ff.; H. Bobzin, Die »Tempora« im Hiobdialog (Anm. 66), S. 420f.

118 Vgl. dazu E. Cassirer, Philosophie der symbolischen Formen. II. Das Mythische Denken, Darmstadt ^{2}1953, S. 93ff. und H. Frankfort, Ancient Egyptian Religion, New York ^{2}1949, S. 4.

119 Vgl. CTA 5: II: 2ff. mit 5: V: 5ff.; Übersetzung ANET², S. 138f.
120 Tusc. Disputationes (Gespräche in Tusculum) I, XVI, 36.
121 Vgl. J. Wiesner, Grab und Jenseits. Untersuchungen im ägäischen Raum zur Bronzezeit und frühen Eisenzeit, RGVV 26, Berlin 1938, S. 166.
122 Vgl. dazu Wiesner, S. 163ff.; ferner J. Maringer, Vorgeschichtliche Religion, Einsiedeln, Zürich, Köln 1956, S. 76f.; 118f. und besonders S. 121f.
123 Wiesner, S. 165. Vgl. auch K. M. Kenyon, Archaeology in the Holy Land, London 1960, S. 52ff.
124 Wiesner, S. 167.
125 Vgl. G. Hölscher, Geschichte der israelitischen und jüdischen Religion, Gießen 1922, S. 44
126 Vgl. J. Mellaart, The Neolithic in the Near East, London 1975, S. 89 (Alikosch im Zagrosgebiet); um 5000 v. Chr. ein entsprechender Befund in Siyalik I auf der nordiranischen Hochfläche, S. 187f.
127 Vgl. dazu Maringer (Anm. 122), S. 76 mit Abb. 3 auf S. 74.
128 Vgl. dazu Wiesner, S. 203.
129 Vgl. die Befunde bei Mellaart S. 37f., S. 35 fig. 4; S. 61f.; S. 79; S. 82; S. 89; S. 101ff. S. 131; S. 150f.; S. 151; S. 187f., S. 191, S. 207, S. 221 (S. 251) mit denen S. 111, S. 137, S. 146; S. 159f., S. 176, S. 178f.; S. 193, S. 216, S. 225; S. 235, S. 238 und S. 257.
130 Vgl. dazu oben S. 32.
131 Wiesner, S. 168.
132 Vgl. dazu unten S. 42ff.
133 Schmökel, GE, S. 120 (Tafel XII, 155ff.). Vgl. auch E. Ebeling, Tod und Leben nach den Vorstellungen der Babylonier, 1. Teil: Texte, Berlin und Leipzig 1931, S. 147.
134 So Jeanne-Marie Aynard, Le jugement des morts chez les Assyro-Babyloniens, in: Le jugement des morts, Sources orientales 4, Paris 1961, S. 84.
135 Vgl. dazu z. B. J. Nahev, IEJ 13, 1963, S. 90. Zum ausnahmsweisen Fehlen der Beigaben vgl. ebd., S. 89f. Daß sie im Laufe der Zeit abnahmen und auf dem Friedhof in Qumran ganz fehlen, bemerkt R. de Vaux, Les institutions de l'Ancien Testament I, Paris 1958, S. 98f. und derselbe, Archaeology and the Dead Sea Scrolls, Sch L, London 1973, S. 45ff.
136 Dtn 26,14 sollte man gegen F. Schwally, Das Leben nach dem Tode nach den Vorstellungen des alten Israel und des Judentums einschließlich des Volksglaubens im Zeitalter Christi, Gießen 1892, S. 23 und wohl auch Wächter (Anm. 67), S. 185f. mit Naveh, S. 90 Anm. 38 und H. Ch. Brichto, Kin, Cult and After-life-A Biblical Complex, HUCA 44, 1973, S. 29, nicht als grundsätzliches Verbot der Totenspeisung werten. Vgl. zu ihr auch Tob 4,17 und zur Sache Wächter, S. 183ff.
137 Wenn man bei den mykenischen Beisetzungen einerseits die Auflagen von Goldmasken und andererseits die rüde Behandlung von Beigaben und Skelettresten älterer Bestattungen bei der Einbringung von Neubeisetzungen beobachtet hat, ist es fraglich, ob man beides aus dem Glauben an den »lebenden Leichnam« und seine schwindende Kraft zu erklären hat, wie das A. Schnaufer (Anm. 85), S. 8ff. unterstellt. Wird man bei den Masken in der Tat die Erklärung mittels dieser Vorstellungen bevorzugen, ist im

Blick auf die Behandlung der zerfallenen Skelettreste zu fragen, ob sie nicht vielmehr bereits die Vorstellung von der Seelenreise voraussetzt: Nachdem die Totenseele an ihr Ziel gelangt ist, könnte die pflegliche Behandlung des inzwischen disartikulierten Skeletts sich erübrigen. Kann man unterstellen, daß der Tote bis dahin einen Rechtsanspruch auf seine Respektierung besaß, wird man mit Wiesner, S. 170f. aus der Tatsache, daß man die alten Beigaben mit den Skelettresten in den Hintergrund des Grabes schob und sie also als »tabu« behandelte, den Schluß ziehen dürfen, daß die Disartikulation des Skeletts nicht als Indiz für das Erlöschen des jenseitigen Lebens des Toten gewertet wurde. Im Sinne einer Überlagerung der Vorstellungen vom »lebenden Leichnam« und der Totenreise in die Unterwelt könnte man auch die mittelbronzezeitlichen, von K. M. Kenyon (Anm. 123), S. 189 ff. zusammengefaßten Befunde deuten. – Schließlich sei in diesem Zusammenhang angemerkt, daß sich die Beigabe Lebender, vgl. dazu J. C. Gadd, The Spirit of Living Sacrifices in Tombs, Iraq 22, 1960, S. 51ff. und Schnaufer, S. 16f., natürlich auch mit der Absicht verbinden läßt, für die nötigen Diener auf der Reise ins Totenland und sein dortiges standesgemäßes Auftreten zu sorgen, sowenig es sich freilich mit der Schattenwelt der späteren Zeit verbinden läßt. Anläßlich der Erörterung der biblischen Rede von den Refaitern wurden wir bereits darauf aufmerksam, daß sich die Vorstellung von dem Aufenthalt in der Unterwelt im Laufe der Jahrtausende gewandelt haben muß.

138 Vgl. dazu außer Kees (Anm. 106), z. B. auch A. Erman, Die Religion der Ägypter, Berlin und Leipzig 1934 (1968), S. 206ff. und das anschauliche Kapitel »Es spukt« bei Emma Brunner-Traut, Die Alten Ägypter. Verborgenes Leben unter den Pharaonen, Stuttgart 1974, S. 174ff.

139 Brunner-Traut (Anm. 138), S. 174.

140 Vgl. dazu Anm. 70, S. 146. 141 Ebeling (Anm. 133), S. 147.

142 Schmökel, GE, S. 120, Tafel XII, 149ff. Vgl. auch oben S. 26.

143 Vgl. Ilias XXIII, 65ff.; Odyssee XI, 51ff. und dazu Rhode, Psyche I[5-6], S. 26f. sowie Schnaufer, Totenglaube, S. 71ff. nebst S. 46ff.; 58ff. und 69f.

144 Aeneis VI, 298–232 in der Übersetzung von J. und Maria Gött, Vergil. Sämtliche Werke, München 1972, S. 229f.

145 Zur Bedeutung von Totenzeremonien als Lösungsritualen vgl. auch P. Radin, Gott und Mensch in der primitiven Welt (The World of Primitive Man), Zürich o. J. (1953?), S. 169ff.

146 Ein Sprung kommt in das Gesamtbild am ehesten durch die dichterische Auflösung der sonst realistisch gemeinten Entsprechung zwischen Schicksal im Grab und Schicksal in der Unterwelt zugunsten des letzteren im Ezechielbuch; vgl. dazu W. Zimmerli, Ezechiel, BK XIII, 2, Neukirchen 1969, S. 785f.

147 Vgl. Gen 25,8; 35,29; ferner Ijob 42,17; Gen 49,29 und Dtn 32,50.

148 So auch E. M. Myers, Secondary Burial in Palestine, BA 33, 1970, S. 17.

149 Vgl. Gen 25,8 mit 25,9f.; 35,29 mit 25,17; 49,29–31 mit 50,13; 50,25f. mit Jos 24,32; 2 Sam 19,38 und dazu oben S. 25; Neh 2,3; ferner Am 7,17.

149a Daß angesichts der Abhängigkeit ihrer Erfüllung von der rite vollzogenen Beisetzung und Totenspeisung dem Besitz eines Sohnes als ihrem Vollzieher besondere Bedeutung zukam, sei angemerkt. Vgl. dazu z. B. Schwally (Anm. 136), S. 28. Zur entsprechenden Pflicht des »Lösers« vgl. Brichto, HUCA 44, S. 21.

150 Hier werden vermutlich die Anfänge von Trauerliedern zitiert; vgl. W. Rudolph, Jeremia, HAT I, 12, Tübingen [3]1968, S. 142 z. St.

151 KAI 14,7ff. – Spukgeschichten sind im AT seiner Natur nach nicht zu erwarten; vgl. jedoch Jer 31,15; ferner 2 Makk 15,11ff. Die späteren jüdischen sind durch die Vorstellungen des Alten Testaments geprägt. Vgl. R. Meyer, Hellenistisches in der rabbinischen Anthropologie, BWANT 74, Stuttgart 1934, S. 1ff. – Zur Verweigerung des Begräbnisses als göttlicher Strafe vgl. noch Jer 7,33; 16,4; zu ihr als menschlicher z. B. Sophokles, Antigone 998ff.; 1064ff.; Sueton, Leben des Augustus (Vit. Aug.) 13.

152 Vgl. dazu oben S. 47f.

153 Vgl. dazu R. de Vaux, Institutions I (Anm. 135), S. 95f.

154 Vgl. dazu J. M. C. Toynbee, Death and Burial in the Roman World, Aspects of Greek and Roman Life, London 1971, S. 49. – Zur Beisetzung von Sklaven und Verbrechern bei den Griechen vgl. D. C. Kurtz und J. Boardman, Greek Burial Customs, Aspects of Greek and Roman Life, London 1971, S. 198f. – Zur Frage der Unsterblichkeit der Sklaven vgl. jedoch auch Platon, Menon St 82a–85b.

155 Zu 28,8 vgl. Zimmerli, BK XIII, 2, S. 669.

156 Zum vielfach erweiterten Grundtext vgl. Zimmerli, ebd., S. 780. – Zur Korrespondenz bis in die Grabbeigaben vgl. 32,27.

157 Vgl. O. Eissfeldt, Schwerterschlagene bei Hesekiel, Kl. Schriften III, Tübingen 1966, S. 6ff.

158 Vgl. KAI 13; 14; 191; K. Galling, Textbuch zur Geschichte Israels, Tübingen [2]1968, Text 23 B; D. D. Luckenbill, Ancient Records of Assyria and Babylonia II, Chicago 1927 (New York 1965) § 810 Ende.

159 Luckenbill (Anm. 158) § 810 Ende.

159a Vgl. auch die Drohung, die Leichen würden durch wilde Vögel und Tiere gefressen Dtn 28,26; Ez 29,4f.; 32,1ff.; 39,17ff. sowie 1 Sam 17,44ff.

160 Vgl. auch Sophokles, Antigone 72ff., 450ff. und 1347ff.

161 Vgl. noch Horaz, Carmina I, 28.

162 Refaiter. Vgl. dazu oben S. 36f.

163 Wörtlich: »Versammlungsberg«.

164 d. h. eine Fehlgeburt.

165 d. h. Hingerichteten.

166 Zur ganzen Dichtung vgl. auch O. Kaiser, Der Prophet Jesaja. Kapitel 13–39, ATD 18, Göttingen [2]1976, S. 25ff.

167 Vgl. dazu auch Joachim Jeremias, Neutestamentliche Theologie I. Die Verkündigung Jesu, Gütersloh [2]1973, S. 179.

168 Vgl. dazu auch oben S. 143, Anm. 1.

169 Die Sonderstellung des ägyptischen Totenglaubens ist sicher eine Folge der zentralen, der Sonne in der Religion eingeräumten Stellung. Sie, die man am Tage am Himmel fahren sah, wußte man des Nachts am unterirdischen Gegenhimmel.

170 Vgl. dazu Rose, Mythologie (Anm. 23), S. 45.

171 Vgl. dazu K. Reinhard, Die Ilias und ihr Dichter, hg. U. Hölscher, Göttingen 1961, S. 383.

172 Vgl. dazu H. Gese, Religionen Altsyriens (Anm. 47), S. 51ff.; ferner O. Kaiser, Die mythische Bedeutung des Meeres in Ägypten, Ugarit und Israel, BZAW 68, Berlin ^{2}1962, S. 44ff.

173 Vgl. dazu etwa W. H. Schmidt, Alttestamentlicher Glaube in seiner Geschichte, Neukirchen ^{2}1975.

174 Vgl. auch G. Hölscher (Anm. 125), S. 46 Anm. 17.

175 Vgl. auch Dtn 32,39. – Zum Phänomen auch oben S. 29.

176 Vgl. dazu Reinhard (Anm. 170), S. 382ff.

177 Refaiter. Vgl. dazu oben S. 36f.

178 Vgl. z. B. Num 5,2; Lev 21,1ff.; Ez 44,25.

179 Euripides, Hipp 1437, Zitat nach W. F. Otto, Die Götter Griechenlands, Frankfurt (^{2}1934) ^{6}1970, S. 136. Dort weitere Belege.

180 Zur Grundbedeutung des durch Lk 23,46 bestimmten Verständnisses in Ps 31,6 vgl. K. Seybold (Anm. 89), S. 72.

181 In der ägyptischen Religion bedurfte der Tote umständlicher Reinigungszeremonien, ehe er den Bereich der Götter betreten durfte. Vgl. dazu z. B. H. Bonnet, Reallexikon der ägyptischen Religionsgeschichte, Berlin und New York (1952) ^{2}1971, S. 635f.

182 Vgl. E. Brunner, Die christliche Lehre von Schöpfung und Erlösung. Dogmatik II, Zürich 1950, S. 17; G. Fohrer, Theologische Grundstrukturen des Alten Testaments, Berlin und New York 1972, S. 95ff.

183 Vgl. Ps 115,17f. und zur Sache auch G. Schunack, Das hermeneutische Problem des Todes im Horizont von Römer 5 untersucht, HUTh 7, Tübingen 1967, S. 63ff.

184 Refaiter; vgl. dazu oben S. 36f.

185 Vgl. oben S. 44.

186 XI, 487ff.; vgl. oben S. 37

187 Gemeint sind die Arme.

188 Gemeint ist der Rücken.

189 Gemeint sind die Zähne.

190 Gemeint sind die Augen.

191 Gemeint sind die Ohren.

191a Gemeint ist das weiße Haar.

192 Die Bedeutung der Metaphern »Heuschrecke« und »Kaper« ist umstritten. Manche denken an absichtlich dunkle Bildworte mit erotischer Bedeutung.

192a Der Dichter denkt an eine von der Decke herabhängende Lampe als Lebenssymbol, vgl. Ijob 18,5f.; 38,15.

193 Übersetzung E. Buschor, Sophokles. Antigone. König Oidipus. Oidipus auf Kolonos, München 1954, S. 239.

194 Vgl. dazu auch O. Kaiser, Der Mensch unter dem Schicksal, NZSTh 14, 1972, S. 22ff.

195 Vgl. Jer 20,14ff.; Ijob 3,2ff.; 10,18. – Der Unterschied zwischen dem Wunsch bei Kohelet und den angeführten Stellen liegt in der unterschiedlichen Situation: Dort Ergebnis der Reflexion mit generalisierender Tendenz, hier Ausdruck der Verzweiflung über das eigenste Los.

196 Phaidon St 62c. – Zur abweichenden Einstellung der Stoa vgl. z. B. Seneca, Über die Vorsehung VI, 7: »patet exitus: si pugnare non vultis, licet fugere« (»Der Ausgang steht offen: Wenn ihr nicht kämpfen wollt, ist es erlaubt zu fliehen«).

197 Vgl. dazu Wächter, Tod (Anm. 67), S. 89ff. und zu 1 Sam 31,4f. auch H. J. Stoebe, Das erste Buch Samuelis, KAT ^{2} VIII, 1, Gütersloh 1973, S. 527: »Die Tat Sauls ist nur Anerkennung eines Schicksals, das bereits entschieden ist«.

198 Flavius Josephus, Jüdischer Krieg VII, 389–401.

199 VII, 325.

200 Übersetzung E. Buschor, Sophokles. Aias. Die Mädchen von Trachis. Elektra. Philoktetes, München 1959, S. 35. – Ähnlich feiert noch Horaz in der letzten Strophe seiner durch ihren Anfang berühmten Ode »Nunc est bibendum, nunc pede libero pulsanda tellus« die sterbende Kleopatra als »deliberata morte ferocior«, als »in freiem Tode selbst noch von höchster Art«. – Vergil, Aeneis VI, 434ff. weist den Selbstmördern einen besonderen, neunmal vom Styx umflossenen Ort in der Unterwelt zu und läßt sie sich vergeblich in Armut und Mühsal des Erdenlebens zurückwünschen.

201 Zur Frage nach dem Sitz im Leben des 39. Psalms vgl. Seybold (Anm. 89), S. 129ff.

202 Vgl. dazu V. Tzaferis, Jewish Tombs at and near Giv^cat Ha-Mivtar, IEJ 20, 1970, S. 18ff.; N. Haas, Anthropological Observations on the Skeletal Remains from Giv^cat Ha-Mivtar, ebd., S. 38ff.; ferner M. Hengel, Mors stupissima crucis. Die Kreuzigung in der antiken Welt und die »Torheit« des »Wortes vom Kreuz«, in: Rechtfertigung. Festschrift E. Käsemann, Tübingen und Göttingen 1976, S. 125ff.

203 Vgl. die Tabelle III bei N. Haas, IEJ 70, S. 45.

204 Übersetzung von R. Kittel, Die Psalmen, KAT[1] XIII, Leipzig [5-6]1929, S. 329f. – Zum Sitz im Leben des Psalms vgl. Seybold (Anm. 89), S. 142ff.

205 Vgl. z. B. Ijob 30,1ff.; Ps 22,8f.; 69,11ff. und dazu auch 1 Kön 17,18. – Zu einem dem alttestamentlichen verwandten Verständnis von Krankheit und vorzeitigem, »schlimmen« Tod vgl. z. B. Ad. E. Jensen, Mythos und Kult bei den Naturvölkern, Wiesbaden [2]1960, 354ff. und S. 363ff.; zum »schlimmen« Tod auch H. J. Sell, Der schlimme Tod bei den Völkern Indonesiens, 'S-Gravenhage 1955.

206 Vgl. z. B. Ex 20,5; 34,7; 2 Sam 12,15ff. und den Einspruch Ijob 21,19.

207 Daß die Formulierung auf Kant zurückgeht, sei angemerkt und z. B. auf die Kritik der Urteilskraft, AA V, S. 423f., Vorländer S. 321, verwiesen.

208 Vgl. dazu W. F. Albright, Northwest Semitic Names in a List of Egyptian Slaves from the Eighteenth Century B. C., JAOS 74, 1954, S. 223ff. bzw. G. Fohrer, Das Buch Hiob, KAT[2] XVI, Gütersloh 1963, S. 71f.

209 Zu den literarischen Problemen vgl. z. B. O. Kaiser, Einleitung in das Alte Testament, Gütersloh [3]1975, S. 347ff.; zum Prolog jetzt auch L. Schmidt, De Deo, BZAW 143, Berlin und New York 1976, S. 165ff.; zur theologischen Schichtung vgl. z. B. O. Kaiser, Leid und Gott, in: Sichtbare Kirche. Festschrift H. Laag, Gütersloh 1973, S. 13ff.; zum religionsgeschichtlichen Problem vgl. H. Gese, Lehre und Wirklichkeit in der alten Weisheit, Tübingen 1958; J. Gray, The Book of Job in the Context of Near Eastern Literature, ZAW 82, 1970, S. 251ff.

210 Übersetzung F. Stier (Anm. 60), S. 103f.

211 Vgl. dazu oben S. 11f.

212 Zu den historischen Zusammenhängen vgl. A. H. J. Gunneweg, Geschichte Israels bis Bar Kochba, ThW 2, Stuttgart [2]1976, S. 113ff.

213 Zur Literarkritik vgl. J. Garscha, Studien zum Ezechielbuch,

EHS. T XXIII, 23, Bern und Frankfurt 1974, S. 21ff., S. 305 und S. 311.

214 Zu den Frontstellungen vgl. z. B. E. Würthwein, Gott und Mensch in Dialog und Gottesreden des Buches Hiob, in: Wort und Existenz, Göttingen 1970, S. 226ff.

215 Stier (Anm. 60), S. 107

216 Ob 21,22 redaktionell oder ursprünglich ist, dürfte zu prüfen sein.

217 Vgl. dazu H. Jonas, Organismus und Freiheit. Ansätze zu einer philosophischen Biologie, Göttingen 1973, S. 42ff.

218 Vgl. Kaiser, in: Sichtbare Kirche (Anm. 209), S. 15f.

218a Vgl. dazu oben S. 27 und S. 54f.

219 Vgl. das belegte Referat bei W. Tarn und G. T. Griffith, Die Kultur der Hellenistischen Welt (Hellenistic Civilisaton, [3]1952), Darmstadt 1966, S. 302.

220 Zu Koh 4,1–3 vgl. oben S. 56.

221 Hebräisch jedesmal chokmah.

222 Vgl. dazu K. Galling, Der Prediger, in: Die fünf Megillot, HAT I, 18, Tübingen [2]1969, S. 96f.

223 Übersetzung H. W. Hertzberg, Der Prediger, KAT[2] XVII, 4/5, Gütersloh 1963, S. 97, vgl. S. 112.

224 Vgl. dazu Rost (Anm. 1), S. 47ff.

225 Vgl. dazu auch O. Kaiser, Die Begründung der Sittlichkeit im Buche Jesus Sirach, ZThK 58, 1958, S. 51ff.

226 Übersetzung V. Ryssel, APAT I, S. 293f. – Zum Text vgl. jetzt auch Fr. Vattoni, Ecclesiastico, Pub. Sem. Semit. Testi I, Neapel 1968, S. 58f. und H. P. Rüger, Text und Textform im hebräischen Sirach, BZAW 112, Berlin 1970, S. 17.

227 Vgl. dazu Th. Middendorp, Die Stellung Jesu Ben Siras zwischen Judentum und Hellenismus, Leiden 1973, S. 17; zur jüdisch-christlichen Kulturbegegnung vgl. auch M. Hengel, Judentum und Hellenismus, WUNT 10, Tübingen [2]1973.

228 Vgl. Koh 12,9.

229 Vgl. dazu oben S. 16 und S. 34.

230 Vgl. oben S. 27.

231 Vgl. dazu z. B. Ijob 17,16; Ps 119,25; ferner Tromp (Anm. 67), S. 85ff., der mit Recht an die Unterweltsschilderung in der babylonischen »Höllenfahrt der Ischtar« Z. 11 erinnert, wo es heißt, daß dort »auf Tür und Riegel Staub gestreut ist«, AOT[2], S. 206; ANET[2], S. 107.

232 Da mir die Stellung von 12,5b im Kontext nicht ganz sicher erscheint, habe ich ihn unbeschadet seiner zur geistigen Physiognomie des Predigers passenden Natur oben S. 54f. bei der Wiedergabe von 11,9ff. ausgelassen. Zu den literarischen Verhältnissen des Büchleins vgl. F. Ellermeier, Qohelet I, 1, Herzberg/Harz 1967, und K. Galling, HAT I, 18[2], wobei ich mit letzterem 12,7 für redaktionell halte.

233 »Haec domus aeterna est, hic sum situs, hic ero semper«, Römische Grabinschriften (Anm. 59), S. 166 Nr. 441.

234 Cicero, Tusc Disput I, X, 21.

235 »Adeone me delirare censes, ut ista esse credam?« (»Hältst du mich gar etwa für verrückt, daß ich glaubte, es gäbe so etwas?«), Tusc Disput I, V, 10.

236 Vgl. seine Necymantia oder sein De luctu.

237 Sie ist aus 4,17ff. zu erschließen.

238 Zum Glaubensproblem vgl. auch oben S. 10; zum historischen Hintergrund der Religionsverfolgungen des 2. vorchristlichen Jahrhunderts E. Bickermann, Der Gott der Makkabäer, Berlin 1937; Hengel (Anm. 227), S. 486ff. und knapper Gunneweg (Anm. 212), S. 151ff.

239 Zu den Sadduzäern und Pharisäern vgl. z. B. J. Wellhausen, Die Pharisäer und die Sadduzäer, Göttingen [3]1967 (= Greifswald 1874) oder ganz knapp Gunneweg (Anm. 212), S. 165.

240 Vgl. dazu z. B. F. Nötscher, Altorientalischer und alttestamentlicher Auferstehungsglaube (1926), hg. J. Scharbert, Darmstadt 1970, S. 147f. und zuletzt ausführlich W. Zimmerli, BK XIII, 2, S. 885ff., knapper derselbe, Ezechiel. Gestalt und Botschaft, BSt 62, Neukirchen 1972, S. 109ff. Zur Literarkritik und Datierung vgl. auch Garscha (Anm. 213), S. 219ff.; S. 302 und S. 310f. – Folgt man G. Jahn, Das Buch Ezechiel auf Grund der Septuaginta hergestellt, Leipzig 1905, S. 255, bei Garscha, S. 222, und sondert 37, 13b–14 als Nachtrag ab, bleibt m. E. ernsthaft zu erwägen, ob der kaum vor dem Ende des 4. Jahrhunderts anzusetzende Ergänzer die Totenfeldvision nicht bereits als Auferstehungsweissagung verstand.

241 Vgl. auch Martin-Achard (Anm. 19), S. 85. – Zur Sache vgl. auch K. Schubert, Die Entwicklung der Auferstehungslehre von der nachexilischen bis zur frührabbinischen Zeit, BZ NF 6, 1962, S. 177ff.

242 Sanhedrin XI, I, zitiert nach L. Goldschmidt, Der Babylonische Talmud IX, Berlin 1967, S. 27. Vgl. auch die Gemara fol. 90b bis 91a. Unter Mischna ist in diesem Zusammenhang die Sammlung rabbinischer Lehrsätze, die im 2. Jahrhundert n. Chr. von Jehuda dem Fürsten veranstaltet wurde, zu verstehen. Die Gemara enthält die Lehren der Amoräer (Sprecher), vom Abschluß der Mischna bis ins 5. Jahrhundert. Unter dem Talmud versteht man die Zusammenfassung von Mischna und Gemara. Das Wort bedeutet Studium wie Belehrung, besonders über den Gesetzesgehorsam. Vgl. dazu H. L. Strack, Einleitung in den Talmud, Leipzig 1908; Ch. Albeck, Einführung in die Mischna, Berlin 1971.

243 Vgl. z. B. J. Buitkamp, Die Auferstehungsvorstellungen in den Qumrantexten usw., Diss. Groningen 1964, S. 20; E. Haenchen, Auferstehung im Alten Testament, in: Die Bibel und wir. Gesammelte Aufsätze II, Tübingen 1968, S. 88; G. Fohrer, Geschichte der israelitischen Religion, Berlin 1968, S. 401. – Wächter (Anm. 67), S. 194 läßt neben Dan 12 noch Jes 26,19 zu.

244 Vgl. dazu oben S. 35.

245 So oder ähnlich z. B. E. G. Briggs, The Book of Psalms I, ICC, Edinburgh 1906 (1969), S. 411; R. Kittel (Anm. 204), S. 367f.; G. v. Rad, Theologie des Alten Testaments I, München [6]1969, S. 419; H. J. Kraus, Psalmen I, BK XV, 1, Neukirchen 1960, S. 367f.; M. Dahood, Psalms I, Anc B 16, Garden City/New York 1965 (1973), S. 301; vorsichtig zustimmend Fohrer (Anm. 243), S. 398; zurückhaltend A. Weiser, Die Psalmen, ATD 14/15, Göttingen [5]1959, S. 263; ablehnend Chr. Barth (Anm. 67), S. 158ff.; Buitkamp (Anm. 243), S. 13.

246 Die Fronten verlaufen weithin wie zu Ps 49 angemerkt. Weiser, S. 350, votiert diesmal für die Aufhebung der Todesschranke, Fohrer, S. 401, für eine Rettung im Diesseits. E. Würthwein, Er-

wägungen zu Psalm 73 (Anm. 214), S. 170f. hält den Psalm für ein Königsgebet und versteht das laqach unter Verweis auf Jes 36,17 immanent.

247 Vgl. dazu auch H. Gese, Psalm 22 und das Neue Testament, in: Vom Sinai zum Zion, BEvTh 64, München 1974, S. 180ff.

248 Vgl. Milik (Anm. 39), S. 4ff.

249 Unter Einwirkung des Lichttaues Gottes soll die Erde die Schatten, die Refaiter, vgl. oben S. 36f., gebären. Der realistische Zug kommt durch den Einsatz »Leben sollen deine Toten, meine Leiche(n) auferstehen!«, hinein. Vgl. auch Kaiser, ATD 18[2], S. 173ff. z. St.

250 Zum Alter von 2 Makk 7 vgl. Chr. Habicht, JSHRZ I, 3, Gütersloh 1976, S. 171 und S. 176. – Sachlich vgl. auch syr Baruch 50f., APAT II, S. 430.

251 Vgl. dazu auch Jeremias (Anm. 167), S. 180 Anm. 28 und S. 237f.

252 Vgl. dazu E. Lohse, unten S. 122ff.

253 Gen 10f., d. h. seit der Sintflut.

254 Zu den sieben Erzengeln vgl. Hen 20,1ff. und dazu H. Bietenhard, Die himmlische Welt im Urchristentum und Spätjudentum, WUNT 2, Tübingen 1951, S. 101ff.

255 Vgl. z. B. Ex 32,32; Jer 22,30 und zur Vorstellung Bietenhard (Anm. 254), S. 231ff.

256 Vgl. O. Plöger, Das Buch Daniel, KAT[2] XVIII, Gütersloh 1965, S. 165 und S. 171f.

257 Vgl. dazu oben S. 68 mit Anm. 231.

258 Anders z. B. H. H. Rowley, The Relevance of Apocalyptic, London [2]1947 (1961), S. 52f.; D. S. Russell, The Method and Message of Jewish Apocalyptic, London 1964 (1971), S. 368f.; Hengel (Anm. 227), S. 357; G. W. E. Nickelsburg, Resurrection, Immortality and Eternal Life in Intertestamental Judaism, HThS 26, Cambridge 1972, S. 23.

259 Zu den verschiedenen Auslegungsmöglichkeiten von Hen 22 vgl. Nickelsburg, S. 136f. – Für die vorausgesetzte Auferstehung aller Gerechten spricht sich T. F. Glasson, Greek Influence in Jewish Eschatology, London 1961, S. 17f. aus.

260 Zur neuplaton., in einen ganz anderen Zusammenhang gehörenden Vorstellung vom dreifachen Tod, erst des Leibes, dann der Seele und des Geistes vgl. Plutarch. De facie in orbe lunae (Über das Gesicht in der Mondscheibe), 945a–c.

261 Vgl. dazu unten S. 79f.

262 Vgl. Rost (Anm. 1), S. 98ff.; Milik (Anm. 39), S. 58. Für eine Entstehung von Jub 23,16–31 vor Daniel 11–12 tritt Nickelsburg (Anm. 259), S. 46f. ein.

263 Vgl. aber auch Schubert (Anm. 241), S. 193ff.

264 Vgl. Milik (Anm. 39), S. 47ff.

265 Vgl. auch Glasson (Anm. 259), S. 17f.

266 Vgl. auch Kaiser, ATD 18[2], S. 162.

267 Übersetzung F. Scheidweiler, Neutestamentliche Apokryphen in deutscher Übersetzung, hg. (E. Hennecke) W. Schneemelcher I, Tübingen [3]1959, S. 352.

268 Übersetzung F. Dirlmeier, Phaidon griechisch und deutsch, Tusc, München 1949, S. 191.

269 Vgl. dazu oben S. 8ff.

270 Vgl. dazu R. N. Frye, Iran and Israel, Festschrift Eilers, Wiesbaden 1967, S. 74ff.

271 Vgl. dazu die knappe Übersicht bei C. Colpe, Die religionsgeschichtliche Schule und die Kritik ihres Bildes vom gnostischen Erlösermythus, FRLANT 78, Göttingen 1961, S. 117ff., oder bei G. Widengren, Die Religionen Irans, RM 14, Stuttgart 1965, S. 3ff.

272 Vgl. das kritische Referat über die Forschungsgeschichte bei J. Duchesne-Guillemin, The Western Response to Zoroaster, Oxford 1958.

273 Vgl. dazu z. B. W. Lentz, Plutarch und der Zerwanismus, in: Yad-Name-ye Irani-ye Minorsky, Teheran 1969, S. 1ff. – Es ist mir aufrichtiges Bedürfnis, Herrn Kollegen Lentz für die ausführlichen Gespräche über die Tücken und Möglichkeiten seines Faches zu danken. Wo ich seine berechtigten Warnungen etwa nicht ernst genug genommen habe, trage ich allein die Verantwortung.

274 Vgl. dazu K. Judeich, Kleinasiatische Studien, Marburg 1892.

275 Vgl. dazu O. Kaiser, Der geknickte Rohrstab, in: Wort und Geschichte. Festschrift K. Elliger, AOAT 18, Kevelaer und Neukirchen 1973, S. 99ff. und derselbe, Zwischen den Fronten, in: Wort, Lied, Gottesspruch. Festschrift J. Ziegler, FzB 2. Würzburg 1972, S. 197ff.

276 Vgl. dazu Hengel, Judentum und Hellenismus (Anm. 227), S. 503ff.

277 Vgl. dazu z. B. Franz König, Zarathustras Jenseitsvorstellungen und das Alte Testament, Wien, Freiburg, Basel 1964, S. 125.

278 Vgl. dazu König (Anm. 277), S. 4ff.; Widengren (Anm. 271), S. 102ff. Zum Totengericht vgl. auch M. Molé, Le jugement des morts dans l'Iran préislamique, in: Le jugement des morts (Anm. 134), S. 143ff.; dort die fraglichen Texte in Übersetzung.

279 Plutarch, De Is et Os 370c; FrGrHistJac B 115, F 65; vgl. dazu auch König (Anm. 277), S. 128ff.

280 Vgl. dazu auch O. Kaiser, Das Geheimnis von Eleusis, Die Karawane 17, 1976, 3/4, S. 43ff. Dort weitere Literatur.

281 Vgl. dazu M. P. Nilsson, Die astrale Unsterblichkeit und die kosmische Mystik, Opuscula selecta III, 1960, S. 250ff. – Ich verdanke den Zugang zu dem Aufsatz Herrn Kollegen K. Abel.

282 Vgl. W. K. C. Guthrie, Orpheus und Greek Religion. A Study of the Orphic Movement, London (1935) ^{2}1952, S. 156ff.; ferner A. Dieterich, Nekyia, Leipzig und Berlin ^{2}1913 (= Darmstadt ^{3}1969, S. 72ff. und S. 84ff.

283 Vgl. dazu E. Rohde, Psyche II$^{5-6}$, Tübingen 1910, S. 263ff.; Dieterich (Anm. 282), S. 113ff.; C. Hopf, Antike Seelenwanderungsvorstellungen, Diss. phil. Leipzig, Borna und Leipzig 1934; H. W. Thomas, Epekeina. Untersuchungen über das Überlieferungsgut in den Jenseitsmythen Platons, Diss. phil. München, Würzburg 1938; Guthrie (Anm. 282), S. 238ff.

283a Timaios St 42 B.

284 Phaidon St 113d–114e.

285 Vgl. dazu F. Cumont, After-Life in Roman Paganism, New Haven 1922, S. 91ff. und zuletzt W. Burkert, Weisheit und Wissenschaft. Studien zu Pythagoras, Philolaos und Platon, ErF 10, Nürnberg 1962, S. 335ff.

286 Vgl. immerhin 4 Esr 7,78ff. 287 Politeia St 364b.

288 Zum Problem vgl. N. Scholl, Tod und Leben, München 1974.

289 Vgl. A. Strobel, Der Tod Jesu und das Sterben des Menschen nach Lukas 23,39–49, in: Der Tod – ungelöstes Rätsel oder überwundener Feind, hg. von A. Strobel, Stuttgart 1974, S. 81–99, besonders S. 85.

290 The Oxyrhynchus Papyri I, Nr. 115; vgl. A. Deißmann, Licht vom Osten, Tübingen [4]1923, S. 143.

291 Zum gesamten Problemkreis vgl. J. Choron, Der Tod im abendländischen Denken, Stuttgart 1967.

292 Zur jüdischen Apokalyptik vgl. H. H. Rowley, Die Apokalyptik. Ihre Form und Bedeutung zur biblischen Zeit, Einsiedeln [3]1965; J. Schreiner, Alttestamentlich-jüdische Apokalyptik, München 1969; ders., Die apokalyptische Bewegung, in: J. Maier und J. Schreiner, Literatur und Religion des Frühjudentums, Würzburg/Gütersloh 1973, S. 214–253; W. Schmithals, Die Apokalyptik, Göttingen 1973; E. Lohse, Umwelt des Neuen Testaments, Göttingen [3]1977, S. 37–51.

293 Eingehende Analyse dieser apokalyptischen Aussagen bei W. Harnisch, Verhängnis und Verheißung der Geschichte. Untersuchungen zum Zeit- und Geschichtsverständnis im 4. Buch Esra und in der syr. Baruchapokalypse, Göttingen 1969.

294 So Rabbi Ammi um 300 n. Chr., babylonischer Talmud Schabbat 55a.

295 Zur Erklärung von Röm 5,12–21 vgl. die Kommentare z. St., vor allem E. Käsemann, An die Römer, Tübingen [3]1974 und die dort genannte Literatur.

296 Vgl. K. Rahner, Zur Theologie des Todes, Freiburg 1958, S. 45.

297 Zum viel erörterten Problem der Adam-Christus-Typologie vgl. E. Brandenburger, Adam und Christus, Neukirchen 1962, und zuletzt Käsemann, a. a. O., S. 131–150 und die dort angegebene Literatur.

298 Vgl. G. Schunack, Das hermeneutische Problem des Todes. Im Horizont von Römer 5 untersucht, Tübingen 1967, S. 274.

299 Vgl. Käsemann, a. a. O., S. 147f.

300 Vgl. E. Jüngel, Tod, Stuttgart [3]1973, S. 103f.

301 Zur Abgrenzung und Erklärung der vorpaulinischen Überlieferung vgl. die Kommentare z. St., vor allem H. Conzelmann, Der erste Brief an die Korinther, Göttingen 1969 und die dort angegebene Literatur, darunter bes. J. Jeremias, Die Abendmahlsworte Jesu, Göttingen [4]1967, S. 95–97.

302 Vgl. Conzelmann, a. a. O., S. 302 und die dort genannten Exegeten. Zum Gesamtproblem sei auf die gründliche Studie von K. Lehmann, Auferweckt am dritten Tag nach der Schrift, Freiburg [2]1969 verwiesen.

303 Zur Analyse Passionsgeschichte vgl. E. Lohse, Die Geschichte des Leidens und Sterbens Jesu Christi, Gütersloh [2]1967; G. Schneider, Verleugnung, Verspottung und Verhör Jesu nach Lukas 22,54–71. Studien zur lukanischen Darstellung der Passion Jesu, München 1969; ders., Die Passion Jesu nach den drei älteren Evangelien, München 1973; E. Linnemann, Studien zur Passionsgeschichte, Göttingen 1970; L. Schenke, Studien zur Passionsgeschichte des Markus. Tradition und Reaktion in Markus 14,1–42, Würzburg/Stuttgart 1971.

304 Vgl. E. Dinkler, Signum Crucis, Tübingen 1967, S. 150–153 und Abb. 33a.

305 Vgl. H. Conzelmann, E. Flesseman-van Leer, E. Haenchen, E. Käsemann, E. Lohse, Zur Bedeutung des Todes Jesu, Gütersloh [2]1967; E. Bizer, W. Fürst, J. F. G. Goeters, W. Kreck, W. Schrage, Das Kreuz Jesu Christi als Grund des Heils, Gütersloh 1967; G. Delling, Der Kreuzestod Jesu in der urchristlichen Verkündigung, Berlin/Göttingen 1972; ferner: Zum Verständnis des Todes Jesu. Stellungnahme des Theologischen Ausschusses und Beschluß der Synode der Evangelischen Kirche der Union, Gütersloh 1968; F. Viering, Der Kreuzestod Jesu. Interpretation eines theologischen Gutachtens, Gütersloh [2]1970.

306 Vgl. W. Pannenberg, Tod und Auferstehung in der Sicht christlicher Dogmatik, Kerygma und Dogma 20 (1974), S. 178.

307 Vgl. W. Thüsing, Die Erhöhung und Verherrlichung Jesu im Johannesevangelium, Münster [2]1970.

308 Aus der Fülle der wissenschaftlichen Untersuchungen seien genannt: K. H. Rengstorf, Die Auferstehung Jesu, Witten [5]1960; E. Lohse, Die Auferstehung Jesu Christi im Zeugnis des Lukasevangeliums, Neukirchen 1961. W. Marxsen, U. Wilckens, G. Delling, H. G. Geyer, Die Bedeutung der Auferstehungsbotschaft für den Glauben an Jesus Christus. Gütersloh [7]1968; W. Marxsen, Die Auferstehung Jesu von Nazareth, Gütersloh 1968; F. Mußner, Die Auferstehung Jesu, München 1969; H. Graß, Ostergeschehen und Osterberichte, Göttingen [4]1970; U. Wilckens, Auferstehung, Stuttgart 1970; dort weitere Literaturangaben.

309 Vgl. J. Schniewind, Antwort an Rudolf Bultmann, in: Kerygma und Mythus, hg. von H. W. Bartsch, Hamburg [2]1961, S. 97.

310 Vgl. E. Güttgemanns, Der leidende Apostel und sein Herr, Göttingen 1966, S. 92, Anm. 209.

311 Zur Auslegung von 1 Kor 15,6b vgl. bes. H. W. Bartsch, Die Argumentation des Paulus in 1. Cor. 15,3–11, Zeitschrift für die neutestamentliche Wissenschaft 55 (1964), S. 261–274.

312 Vgl. P. v. d. Osten-Sacken, Die Apologie des paulinischen Apostolats in 1. Kor. 15,1–11, Zeitschrift für die neutestamentliche Wissenschaft 64 (1973), S. 245–262.

313 Zur näheren Analyse der Ostergeschichten vgl. U. Wilckens, Auferstehung, Stuttgart 1970, S. 43–99.

314 Aus der einschlägigen Literatur seien angeführt: W. Nauck, Die Bedeutung des leeren Grabes für den Glauben an den Auferstandenen, Zeitschrift für die neutestamentliche Wissenschaft 47 (1956), S. 243–267; L. Schenke, Auferstehungsverkündigung und leeres Grab, Stuttgart 1968; H. v. Campenhausen, Der Ablauf der Osterereignisse und das leere Grab, Heidelberg [4]1973; dort weitere Hinweise.

315 Vgl. O. Cullmann, Unsterblichkeit der Seele oder Auferstehung der Toten?, Stuttgart 1962.

316 Zur Darlegung der jüdischen Auferstehungshoffnung vgl. weiter U. Wilckens, Auferstehung, Stuttgart 1970, S. 114–127.

317 Zur Erklärung des Abschnittes ist außer auf die Kommentare vor allem zu verweisen auf: J. Jeremias, Unbekannte Jesusworte, Gütersloh [4]1965, S. 77–79; W. Harnisch, Eschatologische Existenz. Ein exegetischer Beitrag zum Sachanliegen von 1. Thess. 4,13 bis 5,11, Göttingen 1973 sowie J. Becker, Auferstehung der Toten im Urchristentum, Stuttgart 1976, S. 46–54.

318 Vgl. E. Lohse, Apokalyptik und Christologie, in: Die Einheit des Neuen Testaments, Göttingen 1973, S. 137.

319 Vgl. J. Schniewind, Die Leugner der Auferstehung in Korinth, in: Nachgelassene Reden und Aufsätze, Berlin 1952, S. 110–139 sowie zur Erklärung des Kapitels 1 Kor 15 besonders H. Conzelmann, Der erste Brief an die Korinther, Göttingen 1969 und die dort angegebene Literatur.

320 Vgl. E. Jüngel, Tod, Stuttgart [3]1973, S. 54.

321 Zur eigentümlichen Praxis der Totentaufe vgl. die Kommentare z. St., ferner M. Rissi, Die Taufe für die Toten, 1962 und vor allem E. Dinkler, Totentaufe, in: Die Religion in Geschichte und Gegenwart, 3. Aufl., VI, Sp. 958.

322 Vgl. J. Moltmann, Theologie der Hoffnung, München [7]1968, S. 163.

323 Vgl. K. Barth, Die Auferstehung der Toten, München 1924, S. 99; R. Bultmann, Glauben und Verstehen I, Tübingen [2]1954, S. 56.

324 In V. 46 liegt eine Zwischenbemerkung vor, die den Zusammenhang unterbricht und eine Erläuterung zu V. 44b nachträgt. Zuerst wurde das Irdische (bzw. Seelische) geschaffen, dann erst das Geistliche. Der Geist ist mithin eine Gabe der Endzeit und steht nicht, wie die Enthusiasten meinten, am Uranfang aller Geschichte, so daß im »geistlichen« Menschen gleichsam die bis dahin verborgene Eigentlichkeit des Menschen freigelegt würde. Zum einzelnen vgl. die Kommentare.

325 Vgl. Schniewind, a. a. O., S. 139.

326 Vgl. R. Bultmann, Glauben und Verstehen I, Tübingen [2]1954, S. 39.

327 Zur näheren Begründung für die Annahme einer redaktionellen Bearbeitung vgl. die Kommentare zum Johannesevangelium, vor allem R. Bultmann, Das Evangelium des Johannes, Göttingen 1941 = [19]1968 und R. Schnackenburg, Das Johannesevangelium II, Freiburg 1971 z. St. sowie Becker, a. a. O., S. 144f.

328 Zum Problem vgl. Bultmann, a. a. O., S. 167, Anm. 2 und vor allem E. Schweizer, Ego Eimi, Göttingen [2]1965.

329 Vgl. E. Schweizer, a.a.O., S. 165. 330 M. Luther, W. A. 49, S. 53.

331 Vgl. E. Jüngel, Tod, Stuttgart [3]1973, S. 108.

332 M. Luther, W. A. 11, S. 141.

333 Proserpina war die Tochter des Zeus und der Demeter, die Gemahlin des Pluto, der sie ihrer Mutter geraubt hatte. Auf das flehentliche Bitten der Mutter hin gestattete Zeus, daß Proserpina einen Teil des Jahres auf die Oberwelt zurückkehren durfte, den anderen Teil des Jahres aber bei Pluto in der Unterwelt zubrachte. Die Schwelle der Proserpina führt also in die Unterwelt.

334 Apuleius, Metamorphosen XI, 23.

335 Zur Erklärung vgl. bes. G. Bornkamm, Taufe und neues Leben, in: Das Ende des Gesetzes, Paulusstudien, München [5]1966, S. 34 bis 50.

336 Zur Erklärung vgl. die Kommentare, besonders E. Lohse, Die Briefe an die Kolosser und an Philemon, Göttingen 1968 z. St.

337 M. Luther, W. A. 40 I, S. 283.

338 Vgl. G. Schunack, Das hermeneutische Problem des Todes, Tübingen 1967, S. 233.

339 W. A. 54, S. 491.